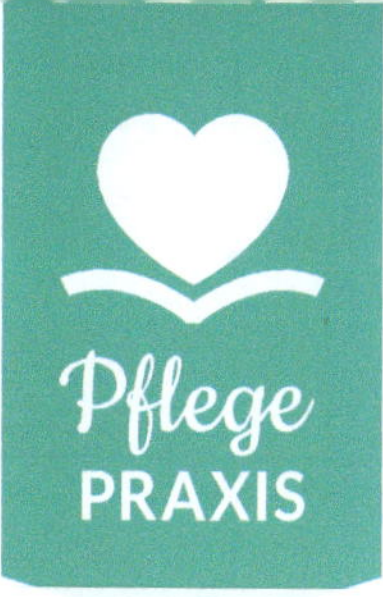

Thomas Hecker | Jerzy Rasek

Die neue Pflegevisite

Praxishandbuch für Pflegeleitungs- und -fachkräfte

2., aktualisierte Auflage

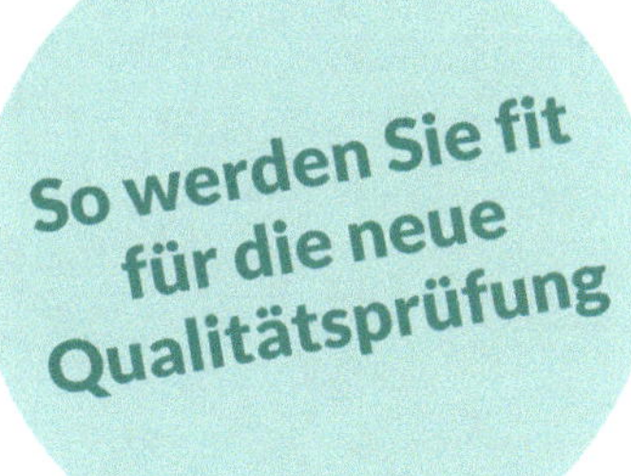

schlütersche

Thomas Hecker ist Altenpfleger, Qualitätsbeauftragter, -manager und Auditor.

Jerzy Rasek ist Altenpfleger und Pflegedienstleitung.

»Glauben Sie daran, dass es komplex ist – vergessen Sie, es sei kompliziert.«

THOMAS HECKER

Bibliografische Information der Deutschen Nationalbibliothek
Die Deutsche Nationalbibliothek verzeichnet diese Publikation in der Deutschen Nationalbibliografie; detaillierte bibliografische Daten sind im Internet über http://dnb.de abrufbar.

ISBN 978-3-8426-0899-3 (Print)
ISBN 978-3-8426-9190-2 (PDF)
ISBN 978-3-8426-9191-9 (EPUB)

2., aktualisierte Auflage

Hans-Böckler-Allee 7, 30173 Hannover
buchvertrieb@schluetersche.de, www.schluetersche.de

Aus Gründen der besseren Lesbarkeit wurde in diesem Buch gelegentlich die männliche Form gewählt, nichtsdestoweniger beziehen sich Personenbezeichnungen gleichermaßen auf Angehörige des männlichen und weiblichen Geschlechts sowie auf Menschen, die sich keinem Geschlecht zugehörig fühlen.
Autoren und Verlag haben dieses Buch sorgfältig erstellt und geprüft. Für eventuelle Fehler kann dennoch keine Gewähr übernommen werden. Weder Autoren noch Verlag können für eventuelle Nachteile oder Schäden, die aus in diesem Buch vorgestellten Erfahrungen, Meinungen, Studien, Therapien, Medikamenten, Methoden und praktischen Hinweisen resultieren, eine Haftung übernehmen. Insgesamt bieten alle vorgestellten Inhalte und Anregungen keinen Ersatz für eine medizinische Beratung, Betreuung und Behandlung.
Etwaige geschützte Warennamen (Warenzeichen) werden nicht besonders kenntlich gemacht. Daraus kann nicht geschlossen werden, dass es sich um freie Warennamen handelt.

Lektorat: Claudia Flöer, Text & Konzept Flöer
Covermotiv: contrastwerkstatt – stock.adobe.com
Covergestaltung und Reihenlayout: Lichten, Hamburg
Satz: Sandra Knauer Satz · Layout · Service, Garbsen
Druck und Bindung: CPI Druckdienstleistungen GmbH, Erfurt

Inhalt

Vorwort

Als mein Kollege Jerzy Rasek (Pflegedienstleiter in einem der Häuser, für die ich im QM und der internen Fortbildung tätig bin) in einer Leitungsrunde von seiner Idee einer neuen Pflegevisite erzählte, war ich beeindruckt. Er erzählte, welche Schritte er gegangen war und wie er weiter vorgehen wollte. Er beschrieb, wie er komplexe Vorgänge reduzierte und damit als PDL mehr Zeit für wichtige Dinge hatte. Seine Art der Pflegevisite unterschied sich in zweierlei Hinsicht von der einer herkömmlichen.

Info

Die **neue Pflegevisite** ist eine Entlastung der Pflegedienstleitung in zweierlei Hinsicht:

1. Organisatorisch: Mehr Planbarkeit, Zeitmanagement, Entbürokratisierung, nachhaltige Fehlerreduktion
2. Teamspezifisch: Thematisierung von Abweichungen, Nachbearbeitung, Nicht-Erfüllung von Anforderungen

Was in der Praxis bereits funktioniert, legen wir Ihnen hier als Buch vor: Sie werden sehen, dass Sie Ihre Pflichtarbeiten mit größerer Leichtigkeit absolvieren können. Damit haben Sie Spielräume gewonnen, um jene Dinge zu tun, die Sie selbst als sinnvoll erachten.

Blicken wir aber zunächst zurück:
Mit der **Pflegeversicherung** verfügen wir seit 1995 über feste Bezugsgrößen zur Beurteilung von Pflegequalität. Die Einführung des **Qualitätsbegriffs** führte in der Altenpflege zu Zielorientierung, Prozessdenken, Prozesssteuerung und Standardisierung. Mit der Orientierung der ersten **Begutachtungsrichtlinien** (BRi) am **Pflegemodell** nach Monika Krohwinkel entwickelten die Hersteller von Dokumentationssystemen – aber auch die Pflegeanbieter selbst – strukturiertes Material zur Verschriftlichung pflegerischen Beobachtens und Handelns.

Die **Pflegedokumentation** erhielt zur Fundierung des **Pflegebedarfs** (Pflegegrad) zusätzlich den Aspekt der Wirtschaftlichkeit. Zunehmend findet die **EDV-gestützte Dokumentation** Einzug in den Pflegealltag.

Die Qualitätsprüfungen machen es aber auch notwendig, dass Führungskräfte genau kontrollieren. Sie müssen immer drei Dinge im Blick haben:

1. Die **Pflegequalität** hinsichtlich der Versorgung der pflegebedürftigen Personen,
2. die **Durchführungsqualität** durch Nichtfachpersonal und
3. die Darstellung der verschiedenen Ebenen des Pflegeprozesses in der **Pflegedokumentation**.

In der Altenpflege dient die Pflegevisite all diesen Aspekten. War sie anfangs noch rein dem Pflegeprozessgedanken zugeordnet und damit der Bewohnerorientierung im Sinne Christian Heerings, erhielt sie einen immer größeren Prüfcharakter.

Sie ist das Werkzeug der Pflegedienstleitung, um den erhöhten Anforderungen begegnen zu können. Die Fragestellungen in den Checklisten haben sich immer mehr dem Fragenkatalog der Qualitätsprüfung, später auch dem Wohn- und Teilhabegesetz (WTG), angeglichen.

Fazit **Die PDL unter Druck**

Viele Führungskräfte erleben sich als fremdbestimmt. Sie fühlen sich in ein Korsett gezwungen, in dem sie v. a. den Kontrollbehörden unterworfen sind. Zusätzlich stehen sie im Licht der Öffentlichkeit und sind ihrer Unternehmens- und Einrichtungskultur verpflichtet.

Mit der »neuen« Pflegevisite können Sie aktuellen Anforderungen ganz anders begegnen. Gehen Sie mit diesem Buch auf eine Entdeckungsreise, die Überraschungen und ungewöhnliche Verknüpfungen bereithält. Manches mag komplex sein – es muss aber nicht immer kompliziert sein!

An die Kolleg*innen in der Gesundheits- und Krankenpflege haben wir in Kapitel »Die Inhalte der Checkliste ausarbeiten« besonders gedacht. Die Vielfalt der möglichen hilfreichen Pflegvisiteninstrumente ist riesengroß. Von Gerätechecks über die Überwachung lebenserhaltender Funktionen, der »Pflegevisite am Patientenbett« bis zur »Geri-Visite« unter Einbeziehung der Physiotherapie oder der multiprofessionellen Visite sind uns in Gesprächen mit Stationsleitungen aus unterschiedlichen Krankenhäusern viele Modelle zu Ohren gekommen. Gleichzeitig hörten wir viele Beispiele, in denen die Pflegevisite kein Thema, bzw. ein leider ganz unklar eingeführtes Instrument war. Wir hoffen, mit unserem Anleitungsbaustein und dem Dokumentationsbeispiel praktische Unterstützung leisten zu können und zu einer Verbesserung beizutragen.

Wir wünschen Ihnen Erkenntnisse, Freude und Lust auf Ausprobieren!

Duisburg, im Januar 2023 — Thomas Hecker & Jerzy Rasek

Danksagung

Wir bedanken uns bei Michaela Hucks, Sigrid Molderings, Milka Klein, Steven Lehmann, Nicole Hucks, Sabine Lorenz, Peter Klein und Veronika Borowski (den Wohnbereichs- und Pflegedienstleitungen unserer drei Einrichtungen in Duisburg) für ihre Unterstützung. Für Ermöglichung, Schaffung von Frei- und Gestaltungsräumen bedanken wir uns bei der Betriebsleitung Manuela Albedyhl und dem Einrichtungsleiter Rüdiger Bieck. Dank gebührt den Mitarbeiterinnen, die sich freimütig zu ihren Erfahrungen mit der neuen Pflegevisite geäußert haben und den neuen Weg mitgegangen sind. Darüber hinaus möchten wir uns bei Claudia Soppart bedanken, die in ihren Schulungen sehr wertvolle Hinweise zu geben weiß.

Schließlich bedanken wir uns herzlich bei der Lektorin Claudia Flöer für die Unterstützung beim Anpassen, Ordnen und Zuschneiden.

1 Die Pflegevisite – Erfahrung und Vision

Info

Mit diesem Buch möchten wir eine erweiterte Form der Pflegevisite vorstellen, die keine Konkurrenz zu bestehenden Formen ist, sondern eine Ergänzung. Im Idealfall ist unsere neue Pflegevisite sogar eine Abkürzung!

Uns geht es darum, äußere Anforderungen sehr komprimiert zu beantworten. So erhalten Sie neue Gestaltungsräume. Als Pflegedienstleitung können Sie schließlich selbst festlegen, was Sie auf welche Weise benötigen. Dabei berücksichtigen Sie den Rahmen der Erfordernisse, aber nur so weit, wie Sie es selbst verantworten **wollen**.

Das geht nur mit bestimmten Voraussetzungen: Pflegedienstleitungen brauchen

- die Kombination von aktuellen pflegerisch-medizinischen Fachkenntnissen und eine konsequente und disziplinierte Organisiertheit,
- die Erkenntnis einer lernenden Pflegeorganisation und
- die Lust, das Lernen auf allen Ebenen der Führung mit den Pflegenden zu teilen.

Aber gehen Sie Schritt für Schritt vor. Springen Sie nicht gleich zur Checkliste in Kapitel 5.5. Sie würden eher verwundert als begeistert sein, denn noch fehlen Ihnen wichtige Hinweise zum konkreten Umgang damit.

1.1 Ihre Motivation als Pflegedienstleitung

Als Stations-, Touren-, Wohnbereichs- oder Pflegedienstleitung sind Sie Mitglied eines Teams. Vermutlich haben Sie erforderliche Prüfaktivitäten unter sich aufgeteilt. In diesem Buch werden wir – der Einfachheit halber – immer von »der Pflegedienstleitung (PDL)« sprechen, da in dieser Position letztlich alle Prüf- und Kontrollergebnisse zusammenlaufen.

Unter »Pflegevisite« verstehen Sie vermutlich das folgende Prozedere: Sie haben sich mit mehreren Mitarbeiterinnen verabredet, die Dokus von einigen pflegebedürftigen Personen ausgewählt und sich Genehmigungen geholt. Sie haben mit den pflegebedürftigen Personen gesprochen, sich verschiedene Pflegesituationen angesehen, Hilfsmittel in Augenschein genommen, die Behandlungspflege und verordnete Medikamente gecheckt, um anschließend die Pflegedokumentation zu prüfen.

Diese Dokumentationsprüfung führten Sie allein oder im Beisein der jeweiligen Pflegefachkraft durch. Am Ende geben Sie diesen Mitarbeiterinnen eine Rückmeldung und einen mit Fristen versehenen Maßnahmenplan. Natürlich waren Sie großzügig, was die Bearbeitung angeht. Sie wollen Ihre Mitarbeiterinnen ja nicht noch mehr unter Druck setzen. Wie das Ganze aussieht, sehen Sie in der Tabelle 1 (▶ S. 13):

In weiteren solcher Maßnahmenplänen haben Sie für weitere Pflegebedürftige zwölf, 15 oder sogar 20 verschiedene Punkte aufgelistet, die unterschiedliche Elemente des Pflegeprozesses betreffen, u. a. Sturzprophylaxe, Schmerzmanagement, Risikoeinschätzung zur Ernährung, Körperpflege und Betreuungsplanung.

Eigentlich hatten Sie erwogen, diese Maßnahmenpläne mit »Gesamten Pflegeplan überarbeiten« zu überschreiben, aber das erschien Ihnen zu ungenau. Nach zwei Wochen stellen Sie bei einem kurzen Check fest, dass sich ... nichts getan hat. Auf Nachfragte antwortet eine Mitarbeiterin, dass so viel zu tun gewesen sei, aber morgen würde sie ganz bestimmt beginnen... In der darauffolgenden Woche machen Sie mit einer anderen Mitarbeiterin eine

Tab. 1: Maßnahmenplan vom 30.10.20xx nach Pflegevisite bei Frau Müller (Auszug)

Feststellung	Maßnahmen	Bis	Dat./Hdz.
Sturzprophylaxe: Maßnahmenplan gibt Hüftprotektoren an, sie möchte diese nicht	Maßnahmenplan überarbeiten, Beratungsgespräch führen	15.11.	
Körperpflege: Beschreibung nicht individuell	Individuelle Bedürfnisse und Vorlieben in Infosammlung einbringen...	15.11.	
Medikamente: • Schmerzmedikament stimmt nicht mit ärztlicher Anordnung überein • Angebrochene Arzneimittel: Verfallsdatum fehlt teilweise	• Rücksprache mit Hausarzt und Korrektur • Verfallsdaten nachtragen	heute 04.11.	
Betreuung: Es sind Aktivitäten geplant, an denen Frau M. nicht teilnimmt.	Rücksprache PFK, Betreuung mit Fr. Müller, dann realistische Planung	28.11.	
...	...		

ähnliche Erfahrung und nach Ablauf der gesetzten Frist finden Sie nur Teile der Maßnahmenplanung erneuert, und das auch nur lückenhaft.

Sie setzen neue Fristen, führen ernste Gespräche, greifen sogar zum Ermahnungsgespräch. Sie sind frustriert. Wenn Sie Gespräche ankündigen, flattert Ihnen daraufhin auch noch eine Krankmeldung auf den Tisch...

1.1.1 Die Pflegevisite als gemeinsamer Lernprozess

Stellen Sie sich bitte einmal vor, eine Pflegevisite würde so ablaufen: Es gibt überhaupt keine Restarbeiten mehr, wenn Sie die Pflegevisite durchgeführt haben. Alle Beanstandungen, die Sie hatten, wurden bereits an Ort und Stelle erledigt. (Sie werden sehen, dass es davon Ausnahmen geben muss, doch dazu später).

Sie gehen partnerschaftlich vor und betrachten Fehler als Entwicklungspotenzial. Sie wissen nämlich, dass im Zentrum des Handelns und Denkens Ihrer Mitarbeiterinnen der lebendige Mensch steht und nicht dessen formelhafte Beschreibung auf Papier oder im PC. Sie möchten, dass sinnvoll und prüfkonform dokumentiert wird. Sie brauchen von Ihren Mitarbeiterinnen deshalb die entsprechende Mitwirkung. Die haben Sie auch, weil Sie Ihren Mitarbeiterinnen deutlich machen konnten, dass hier ein gemeinsamer Lernprozess vor Ihnen liegt. Lernen besteht aus »Versuch und Irrtum« und Wiederholungen!

Fazit **Die PDL geht voran**

Sie schnürt kleine, übersichtliche Lernpakete. Damit werden die Mitarbeiterinnen – unabhängig davon, wie schnell sie theoretische Inhalte umsetzen können – zügig Erfolgserlebnisse verzeichnen.

1.2 Ihre Motivation als Pflegefachkraft

Als Pflegefachkräfte sind Sie in alle Prüf- und Begutachtungsaktivitäten einbezogen. Schließlich spielt Ihre Fachkenntnis der individuellen Situation der pflegebedürftigen Personen die zentrale Rolle. Diese Fachkenntnis ist in Gesprächen und (noch häufiger) in schriftlicher Form dringend nötig. Qualitätsprüfer erwarten von Ihnen die Darstellung des Pflegeprozesses. Gutachter benötigen Ihre Fachkenntnis z. B. bei Ausführungen zum Pflegebedarf. Die Vorbereitung auf Begutachtungssituationen und Qualitätsprüfungen ist für viele von Ihnen eine tägliche Übung, insbesondere in der Pflegevisite.

Bislang laufen Pflegevisiten vielleicht so ab: Für eine Ihrer Bezugspflegepersonen und einer zweiten, bei der Sie Ihre erkrankte Kollegin vertreten, hat Ihre Pflegedienstleitung die Pflegevisite durchgeführt.

Es gab Unstimmigkeiten: ein abgelaufenes Bedarfsmedikament, fehlende Informationen, eine nicht mehr aktuelle Pflegeplanung. Sie erhalten zwei Maßnahmenpläne mit einer stattlichen Liste abzuarbeitender Punkte. Dafür haben Sie vier Wochen Zeit...

Sie sind fast schon entmutigt. Drei Kolleginnen fehlen, zwei Auszubildende verlangen Aufmerksamkeit und Sie hatten sich vorgenommen, in den nächsten Wochen endlich die erneuerten internen Standards Dekubitusprophylaxe, Ernährungsmanagement und Demenzpflege zu lesen.

Sie verschieben also die Bearbeitungen der Pläne auf den nächsten Tag und am nächsten Tag kommt wieder etwas dazwischen. Also verschieben Sie erneut und die Tage gehen ins Land, bis Ihre Pflegedienstleitung nachfragt, wie die Arbeiten denn vorangehen. Zwei Wochen sind mittlerweile verstrichen. Sie haben das kaum bemerkt, denken kurzfristig an eine Krankmeldung, lassen sich dann aber doch das Versprechen abringen, in den nächsten 14 Tagen auf jeden Fall zu liefern.

Eine fatale Zusage! Bislang haben Sie lediglich für einen Bewohner den Aspekt »Körperpflege« oberflächlich aktualisiert. Angesichts der Fülle von Nachbearbeitungen sind Sie nah daran, zu resignieren.

Wer eine Pflegevisite so erlebt, kann sie nur als lästiges Übel verstehen. Vielleicht sehen Sie sich auch als Opfer einer überbordenden Bürokratie, die Sie gegenüber Ihrer Leitung in ein schlechtes Licht setzt. So viel Sie auch arbeiten, nie ist es genug. Immer ist noch etwas zu tun...

1.2.1 Die Pflegevisite gemeinsam mit der PDL

Stellen Sie sich einmal vor, es wäre so: Ihre Pflegedienstleitung hat sich mit Ihnen zur Pflegevisite verabredet. Sie wissen bereits, dass dabei der Pflegeaspekt »Schmerzmanagement« behandelt wird. Gemeinsam betrachten Sie eine Anzahl der Ihnen anvertrauten Menschen und finden heraus, ob das erforderliche Schmerzmanagement angemessen erfolgt oder nicht. Dazu befragen Sie die Betroffenen.

Dann bewerten Sie die bisherige Einschätzung und Maßnahmenplanung auf Wirksamkeit, Aktualität und Verbesserungsoptionen. Bei zwei Personen stellen Sie fest, dass eine nicht mehr erforderliche Akutmedikation noch nicht abgesetzt ist; bei drei Personen entdecken Sie, dass die Einschätzung von Schmerzphänomenen nicht eindeutig durchgeführt wurde; bei vier Personen ist die Maßnahmenplanung zu wenig aussagekräftig und individuelle Strategien im Umgang mit Schmerzen wurden nur unzureichend oder gar nicht notiert.

Gemeinsam mit Ihrer Pflegedienstleitung führen Sie sofort die nötigen Korrekturen und Ergänzungen durch. Sie rufen die Ärzte an, wenn nötig. Erreichen Sie sie nicht, wird dies auf dem Bogen notiert und anschließend erneut versucht.

Auch bei anderen Teilaspekten werden Sie auf diese Weise von Ihrer Vorgesetzten angeleitet und unterstützt.

Am Ende haben Sie das Schmerzmanagement für 15 Personen aktualisiert, bei dem ein oder anderen Betroffenen eine Evaluation durchgeführt und verabschieden sich zufrieden von Ihrer Pflegedienstleitung. Es gibt keine Restarbeiten mehr, keinen Maßnahmenplan, keine unangenehmen Nachfragen mehr!

Möglicherweise ist Ihnen diese Vorgehensweise ein wenig unheimlich, weil Sie noch nie so eng mit Ihrer Pflegedienstleitung zusammengearbeitet haben.

Fazit **Gemeinsam arbeiten – und lernen!**

Wenn Sie und Ihre Vorgesetzte verstanden haben, dass Lernen auch bedeutet, Schwächen zu haben und Fehler zu machen, sind Sie auf einem guten Weg. Und davon gehen wir aus, denn wir haben die Erfahrung gemacht, dass diese Art der Zusammenarbeit sehr gut funktioniert.

1.2.2 Der Kerngedanke: organisierte Struktur als Fundament für individuelle Spielräume

Die Anforderungen von Prüfkatalogen, Begutachtungsinstrument, landesrechtlichen Ausführungen des Wohn- und Teilhabegesetzes und Expertenstandards überschneiden sich in weiten Teilen. Deshalb kann mit der Pflegevisite auch vielen Anforderungen gleichzeitig begegnen werden. Die Pflegevisite ist in vielen Einrichtungen ohnehin Alltag. Da liegt es nahe, die einzelnen Anforderungen in einer einzigen Checkliste konzentriert darzustellen. Hinter jeder Anforderung steht dabei eine Fülle von Fragen.

Jede Pflegedienstleitung, die ihr Handwerk versteht, braucht keine Checklisten, wenn pflegefachliche Kriterien zu prüfen sind. Wenn sie die Umsetzung des Schmerzmanagements bei einer pflegebedürftigen Person prüfen, haben sie die Kriterien natürlich im Kopf. Das Gleiche gilt für Prophylaxen, die körperbezogene Pflege, das Ernährungsmanagement, die Betreuung etc. Deshalb ist unsere Checkliste (▸ Tab. 42) so kurz und auf Oberbegriffe reduziert.

Die Prüfung der Pflegeprozessergebnisse bei einer pflegebedürftigen Person ist eine komplexe Herausforderung. Alle relevanten Lebensbereiche und Pflegeaspekte müssen gleichzeitig überblickt werden. Begrenzt man aber die Übersicht auf ein Themengebiet, z. B. das Schmerzmanagement, reduziert sich die Komplexität. Wird nun das Schmerzmanagement bei allen in Frage kommenden Pflegebedürftigen (z. B. Bewohner eines Wohnbereichs oder nach Bezugspflegezuordnung) nacheinander gecheckt, ergibt sich ein Wiederholungseffekt, der willkommene Routine einbringt.

Weil alle Führungskräfte die Pflegevisite durchführen, wird die interne Überprüfung des Schmerzmanagements in einem festen Zeitraum, z. B. zwei Wochen, absolviert. Die Vorgehensweise ist für alle anderen Prüffelder entsprechend.

Fazit **Pflegevisiten zu festen Zeiten**

Bezüglich aller Prüffelder findet die neue Pflegevisite mindestens zweimal jährlich statt. Diese Zeitplanung passt sehr gut zum Zeitschema der Indikatorenprüfung.

Die neue Pflegevisite ist weder an einen Bereich noch an eine Fachkraft gebunden. Die Zeiten lassen sich flexibel mit den Fachkräften gemeinsam an die jeweiligen Erfordernisse auf dem Wohnbereich anpassen.

Je nach Organisationsstruktur und Erfahrung mit der neuen Pflegevisitenform, können schrittweise weitere Aspekte in die Prüfung einbezogen werden, z. B. Anforderungen an die Hygiene oder Verwendung von Medizinprodukten.

1.3 Pflegevisite und indikatorengestützte Qualitätsprüfung

Die in diesem Buch vorgestellte Pflegevisite orientiert sich an der indikatorengestützten Qualitätsprüfung. Beide Teile der Qualitätsprüfung stehen in Bezug zueinander, sind in einigen Teilen deckungsgleich, beanspruchen die Akteure allerdings auf unterschiedlichen Ebenen.

Bezogen auf die Indikatorenprüfung ist die Einrichtung zunächst strukturell und organisatorisch (Dokumentation, Statistik, Kommunikation) gefragt. Die verantwortliche Pflegefachkraft muss Prozessergebnisse bündeln und prüfen. Dabei ist sie auf die korrekte Einhaltung bestimmter Vorgehensweisen bei Fristen und inhaltlicher Darstellung in der Dokumentation angewiesen.

Schließlich braucht es im Gespräch mit den Prüfern in der Einrichtung für die Präsentation der Ergebnisqualität fachlich und sprachlich versierte Fachkräfte, die auch ein gewisses Maß an Selbstbewusstsein mit sich bringen. Das Prüfgespräch ist kein Geplänkel, sondern bewegt sich im Krisengebiet potenzieller Abweichungen, deretwegen Menschen zu Schaden gekommen sind oder kommen könnten.

Fazit

Zwei Dinge auf ein Mal

Die neue Pflegevisite beantwortet

- die inhaltlichen Fragen, z. B. die Fristenfragen der Indikatorenprüfung
- die qualitativ anfallenden Fragen der Qualitätsprüfung

vor Ort!

Denn die neue Pflegevisite fügt sich konstant, kontinuierlich und flexibel in den Inhalt Ihrer Steuerungsinstrumente und Ihrer alltäglichen Arbeit ein. Wir liefern Ihnen im Textverlauf und im Anhang Hilfen zu Übersicht, Lesart und Verständnis.

1.3.1 Fokus 1: Organisationen und Pflegedienstleitungen

Sowohl Organisationen als auch die Personen, die dort arbeiten, unterscheiden sich voneinander. **Organisatorische Unterschiede** ergeben sich besonders aufgrund der Historie, der Trägerschaft, der Größe, der geografischen und regionalen Lage sowie der Klientel. Die Pflegedienstleitung in einer Einrichtung mit 80 Plätzen, vier Wohnbereichen mit je einer Wohnbereichsleitung, hat ein anderes Aufgabenprofil als die PDL im 170-Plätze-Haus, sechs Wohnbereichen und sechs Wohnbereichsleitungen.

Die Komplexität ist verschieden, zumal je nach Konstruktion noch weitere Zuständigkeiten, etwa für das Betreute Wohnen, eine Außenwohngruppe oder ggf. die Position einer Pflegedienstleitung im angegliederten Ambulanten Pflegedienst anfallen.

Individuelle Unterschiede zeigen sich bei den Pflegedienstleistungen neben charakterlichen und persönlichen Eigenschaften besonders in Qualifikation, Erfahrung und Führungsstil. Eine verantwortliche Pflegefachkraft mit zwei Jahrzehnten Führungserfahrung wird möglicherweise viele Prüfaspekte fast unbewusst in alltägliche Handlungen integrieren. Nachwuchsführungskräfte müssen sich diesen versierten Blick erst aneignen. Dafür haben sie aber bereits während ihrer Ausbildung gelernt, Prüfelemente bewusst in Pflegehandlungen einfließen zu lassen.

Wir gehen also nicht davon aus, dass Führungskräfte allen Anforderungen in Komplexität und Inhalt zu begegnen wissen und dieses Wissen auch noch in angemessener Form an ihre Mitarbeiterinnen weitergeben können. Unser Pflegevisitenkonzept dient entsprechend als Orientierung.

1.3.2 Fokus 2: Pflegefachkräfte

Auch Pflegefachkräfte unterscheiden sich. Hinsichtlich des Alters, Geschlechts, Weiterbildungsstands, Stellenanteils, unterschiedlicher sozialer, ethnischer und religiöser Herkunft, Sprach- und Schriftvertrautheit und besonders auch in ihrer Motivation.

Pflegefachkräfte haben ganz unterschiedlich ausgeprägte Fähigkeiten, dem Pflegeprozess in jeder erforderlichen fachlichen Hinsicht zu begegnen. Diese erstrecken sich von fachlichen Grundkenntnissen über Wahrnehmungs-/Beobachtungs- sowie Abstraktions- und Schlussfolgerungsfähigkeit bis hin zum Verhalten hinsichtlich Verbindlichkeit und Genauigkeit einschließlich des Konzentrationsvermögens.

Deshalb gilt: Egal, wo Sie gerade stehen – bestimmen Sie Ihr Lerntempo selbst! Wir werden Ihnen z. B. im Folgenden hin und wieder Dialoge aus der Praxis präsentieren, um die Gesprächsauswirkungen auf Angst und Widerstände erlebbar zu machen.

1.3.3 Fokus 3: Die Leitung als Coach

Bei jedem »Pflegevisitendurchgang« werden Fachkräfte durch ihre Führungskraft gecoacht. Die konstante Wiederholung der Fragestellungen bei der gemeinsamen Suche nach Stimmigkeit im Abgleich von individuellen Bedarfen, Bedürfnissen und Risiken mit Planung, Durchführung, und erzielten Ergebnissen angesichts gesetzlicher und medizinisch-fachpflegerischer Anforderungen erzeugt Einsichten und Sicherheit.

Die gemeinsame Durchführung führt zu einer neuen Ebene der Zusammenarbeit zwischen Führungs- und Fachkraft. Jedes Pflegevisitengespräch ist ein fachlicher Austausch, in dem Gründe für oder gegen eine Vorgehensweise dargelegt werden. Es geht nicht nur um das Prüfgeschehen! Es geht auch darum, mit Korrekturen und Verbesserungen das Einleiten erforderlicher Schritte sofort zu starten.

1.3.4 Fokus 4: Lernen

Sie haben es auf verschiedenen Ebenen mit einem Lernthema zu tun: Pflegedienstleitung, Pflegefachkraft und System. Wir alle wissen, dass es leichter ist, über den Erfolg zu lernen, als über ein mieses Ergebnis. Wenn es ums Lernen geht, schlüpft die Pflegedienstleitung in die Rolle eines Coaches.

Es geht zunächst nicht so sehr um die Korrektheit des Ergebnisses. Es geht zuallererst darum, Lernen wirklich zu ermöglichen und die Lernenden zu stärken. Mit Hilfe des Modells der Salutogenese von Aaron Antonovsky kommen wir dem Lernen innerhalb des Pflegevisitengesprächs auf die Spur und gründen das Erfolgserlebnis der Fachkraft auf Verstehen, Handhabbarkeit und Bedeutsamkeit.

1.3.5 Fokus 5: Arbeitsweise, Hinweise und Empfehlung

Dieses Lernen werden wir in diesem Buch unterstützen, indem wir

- hin und wieder auf die Ausarbeitungen in detaillierten Listen zurückgreifen,
- erforderliche Kenntnisse dazu anhand der Darstellung externer Leistungsanforderungen erläutern,
- Prüftätigkeiten immer weiter zusammenfassen und mit weiteren Führungsaufgaben kombinieren,
- Auszüge aus Pflegevisitengesprächen heranziehen, in denen mit sogenannten »Abweichungen« umgegangen wird.

Listen dienen dabei stets als Beispielvorlage, die Sie selbst nach eigenem Bedarf gestalten. Führungskräfte benötigen Handlungs- und Entscheidungsfreiheit! Wir möchten den Wiedergewinn von Autonomie unterstützen. Wir werden die Komplexität zunächst beispielhaft darstellen und anschließend reduzieren. Dabei wechseln wir zwischen den Perspektiven von PDL und Pflegefachkraft.

Info

Wenn wir in diesem Buch Bezug auf Expertenstandards nehmen, verkürzen wir den Titel, z. B. »Expertenstandard zur Sicherung und Förderung der oralen Ernährung in der Pflege« zu »Expertenstandard Ernährungsmanagement«, um die Lesbarkeit einfacher zu gestalten.

Zur Unterstützung der vorliegenden Literatur empfehlen wir, dass Sie sich in jeweils aktueller Fassung zulegen:

- Richtlinien des GKV-Spitzenverbandes zur Feststellung der Pflegebedürftigkeit nach dem XI. Buch des Sozialgesetzbuches

- Für die vollstationäre Pflege
  - Maßstäbe und Grundsätze für die Qualität und Qualitätssicherung – vollstationäre Pflege mit Anlagen (gültig ab 01. 03. 2019)
  - Qualitätsprüfungs-Richtlinien QPR, gültig ab 1. November 2019: Qualitätsprüfungs-Richtlinien für die vollstationäre Pflege (QPR vollstationär)
  - »Ergänzende Erläuterungen« zu Qualitätsprüfungen in Pflegeeinrichtungen, die das Strukturmodell umsetzen – Version 3.1

und/oder

- Teilstationäre Pflege
  - Maßstäbe und Grundsätze für die Qualität und Qualitätssicherung – Kurzzeitpflege
  - Qualitätsprüfungs-Richtlinien Teil 2: stationäre Pflege mit Anlagen (Stand: 27. 11. 2017)
    Als Download oder, insofern erhältlich, als Broschüre bestellen unter: https://www.mds-ev.de/richtlinien-publikationen.html (Portogebühr).
- Ambulante Pflege
  - Maßstäbe und Grundsätze für die Qualität und Qualitätssicherung – ambulante Pflege
  - Qualitätsprüfungs-Richtlinien Teil 1: ambulante Pflege mit Anlagen
  - Qualitätsprüfungs-Richtlinie häusliche Krankenpflege (QPR-HKP) mit Anlagen

2 Wie Sie Anforderungen begegnen

Neben dem Begriff »Prüfung« ist der Begriff »Anforderung« eines der häufigsten Worte in diesem Buch, denn darum geht es in erster Linie: Wie Sie Anforderungen begegnen, indem möglichst viele Ansprüchen gleichzeitig beantwortet werden und ein Nutzen daraus entsteht.

Info

Unsere Form der Pflegevisite bezieht sich in erster Linie auf die Qualitätsprüfung. Alle Kriterien werden in Form der Eigenplausibilitätsprüfung hinterfragt.
Da einige Kriterien der Begutachtungs-Richtlinien Elementen der Qualitätsprüfung entsprechen, wird auch das Pflegegradmanagement unterstützt. Der Gewinn für die Begutachtung ergibt sich aus den Überprüfungen der Dokumentation als obligatorischem Bestandteil jeder Pflegevisite und der sich der Pflegefachkraft daraus erschließenden Logik für das Gutachtergespräch.

Unsere neue Pflegevisite kann aber hier nur Hinweise liefern. Sie kann keine Anpassungen der Pflegegrade anzeigen, ersetzt also nicht das Pflegeradmanagement.

Weil sich die Führungskräfte während der Durchführung der Pflegevisite auf den Wohneinheiten aufhalten, erfahren sie viel über Bedarfe und Bedürfnisse der Bewohner. Es gelingt zudem mit wachsender Routine, gleichzeitig auch Checks bezüglich weiterer Anforderungen durchzuführen. So gerät etwa das geprüfte Sauerstoffgerät, die Aufbewahrung von Verbandsmaterial, die Bestückung des Erste-Hilfe-Kastens ebenso bewusst in den Fokus wie der Check von Temperatur- und Reinigungslisten. Eine gut strukturierte Checkliste leistet dabei hervorragende Dienste.

Angesichts unterschiedlicher landesrechtlicher Ausführungen als Nachfolgeregelungen des Heimgesetzes[1] müssen, falls erforderlich, entsprechende Anpassungen der Checkliste erfolgen. Diese erstreckt sich auch, wie z. B. im Wohn- und Teilhabegesetz des Landes NRW, auf die Aspekte Freizeitgestaltung, Einbeziehung und Wahrung der Rechte von Bewohnerinnen und Bewohnern der Einrichtung. Unsere Pflegevisite schließt auch diese die Ansprüche ein.

Fazit **Gehen Sie Schritt für Schritt vor**

Die Pflegefachkraft ist für einzelne Schritte zuständig, die Pflegedienstleitung für den gesamten Prozess. In unserer Form der Pflegevisite gehen aber beide Schritt für Schritt gemeinsam vor.

[1] Mit der Föderalismusreform in 2007 wurden Teile des Heimgesetzes in das Wohn-, Betreuungs-Vertragsgesetz (WBVG) übertragen. So gibt es in Schleswig-Holstein das Selbstbestimmungsstärkungsgesetz, das Landesgesetz über Wohnformen und Teilhabe (LWTG) in Rhein-land-Pfalz, das Wohn- und Teilhabegesetz (WTG) in NRW und Sachsen-Anhalt, das Wohn-, Teilhabe- und Pflegegesetz (WTPG) in Baden-Württemberg, das Sächsische Betreuungs- und Wohnqualitätsgesetz oder das berlinerische Wohnteilhabegesetz (WTG).

3 Das Instrument der Pflegevisite

3.1 Was Pflegevisite bedeutet

Pflegevisite: *»In der deutschsprachigen Pflegeliteratur wurde der Begriff wahrscheinlich erstmals von Döcke-Paentz (1981) eingeführt (…).«*[2] *»Nach und nach erschienen vor allem in den 1990er-Jahren immer mehr Aufsätze in der Fachpresse, besonders zu theoretischen Überlegungen oder in Form von Projektberichten (…).«*[3] *»Erste konzeptuelle Definitionen wurden Anfang der 1990er Jahre vorgestellt.«*[4]

Christian Heering zeigt zwei verschiedene grundsätzliche Ansätze der Pflegevisite. Einerseits ist eine Pflegevisite ein Führungs- und Supervisionsinstrument, andererseits stellt er *»die Beteiligung des Patienten an Entscheidungsfindungsprozessen in den Mittelpunkt«* der Definition. So sagt Heering, dass es bis heute *»in der Berufsgruppe der Pflegenden noch keine Übereinstimmung über die Notwendigkeit, die Zielsetzungen oder die Art der Durchführung der Pflegevisite gibt, denn der Begriff »Pflegevisite« wird immer noch in vielen unterschiedlichen Bedeutungen verwendet.«*[5] So reiche die *»Spannweite von der Durchführung »der pflegerischen Tätigkeiten (…) über die Dienstübergabe mit dem Patienten bis hin zur Teilnahme der Pflegedienstleitung an der direkten Pflege und/oder der Dienstübergabe«.*[6] *»Die Übersicht wird überdies durch die verschiedenen Einsatzgebiete der Pflegevisite – Krankenhäuser, Langzeitpfle-*

---

[2] Heering C, Hrsg. (2018): Das Pflegevisitenbuch. Hogrefe, Bern, S. 46
[3] Ebd., S. 307
[4] Ebd., S. 46
[5] Ebd.
[6] Ebd., S. 47

geinrichtungen oder die ambulante Pflege – sowie durch die unterschiedlichen rechtlichen und ökonomischen Rahmenbedingungen der beruflichen Pflege in den deutschsprachigen Ländern weiter erschwert.«[7]

3

Laut Arbeitsgruppe PflegeQualität (AGPQ) des DBfK[8] ist die Pflegevisite »immer ein Informations- und Kommunikationsinstrument«. Sie gliedert sich in Rückgriff auf Stenzel (1998) in nicht scharf voneinander abgegrenzte Funktionen als Beratungsinstrument, Reflexionsinstrument und Kontrollinstrument (▸ Tab. 3).

Die Arbeitsgruppe des DBfK unterscheidet in **Makropflegevisite** als *»Überprüfung des gesamten Pflegeprozesses, die Einbeziehung der Sichtweise des Klienten und die Aktualität der Dokumentation«*[9] und **Mikropflegevisite** als *»Überprüfung von Teilbereichen mittels einer Checkliste«*[10]. Sie benennt Pflegevisiten nach Giebel (2007) in »problembezogen«, also anlassbedingt, und »prozessbezogen«, als eine *»umfassende ressourcenorientierte Betrachtung des Klienten (…)«*[11].

Sie weist auf verschiedene hierarchische Ansätze hin: *»Supervidierende Pflegevisite« meint »von einer leitenden bzw. vorgesetzten Pflegefachkraft mit der zuständigen Pflegefachkraft vor Ort«, »kollegiale Pflegevisite«* heißt, die Pflegevisite *»wird von hierarchisch gleichgestellten Personen durchgeführt.«*[12] Sie benennt überdies »Pflegevisiten zur Selbstreflexion«[13], die die Fachkraft in Form einer Eigenkontrolle vornimmt.

Darüber hinaus gibt sie dem Umstand Raum, dass Eigen- und Besonderheiten einzelner Arbeitsbereiche (Krankenhaus, ambulante Pflege, stationäre Pflege, Kurzzeit- und Tagespflege sowie im Hospiz) unterschiedliche Aufgabenstellungen für die Pflegevisite mit sich bringen.

---

7 Ebd., S. 307, 308
8 DBfK Nordost e. V. (2016): Praxisheft Leitfaden zur Pflegevisite. 5. Aufl., S. 10 f.
9 Ebd., S. 12
10 Ebd.
11 Ebd.
12 Ebd.
13 Ebd.

Der Pflegevisitenentwurf von Jutta König[14], zeigt ebenso eine Ausrichtung auf mehr als den Qualitätssicherungs- und damit Überwachungsaspekt. Sie sieht die Zielrichtungen »Erfassung des Pflegezustandes«, Förderung der Kommunikation zwischen »Bewohner/innen und Pflegenden, »Einbeziehung von Bewohner/innen und Angehörigen«, Förderung des »fachlichen Austausch(s) zwischen Pflegenden und PDL/WBL (...)«, als »Grundlage für Fallbesprechungen« und als »Instrument der Wahrnehmung der Fachaufsicht«.[15]

3.1.1 Das Werkzeug – die Pflegevisiten-Checkliste

Jede Literatur, die sich mit der Pflegevisite befasst, schlägt eine mehr oder weniger stark gegliederte Checkliste vor, so auch König[16] (▶ Tab. 2).

Tab. 2: Die Pflegevisiten-Checkliste (Oberpunkte)

Formular Pflegevisite (stationär)	Checkliste Umgebungsbereich
1. Umfeld/Zimmer 2. Begutachtung des Bewohners 3. Zufriedenheit des Bewohners 4. Risikobereiche 5. Pflegedokumentation/Pflegeprozess	1. Umfeld 2. Pflegebedürftiger 3. Hautdefekte 4. Fragen an den Pflegebedürftigen oder Angehörigen 5. Richtlinien und Standards
Formular Pflegevisite (ambulant)	**Checkliste zur Pflegevisite SIS®**
1. Umfeld 2. Leistungen 3. Klient 4. Körperliche Verfassung (Dekubitus, Ernährung, Flüssigkeit, Risiken) 5. Pflegedokumentation/Pflegeprozess 6. Liegen freiheitsbeschränkende Maßnahmen vor? 7. Mitarbeiter bei Tätigkeit visitiert? 8. Fragen an Klient/Angehörige	1. SIS® 2. Maßnahmenplan 3. Pflegebericht 4. Wunddokumentation 5. Sonstige Protokolle (sofern erforderlich)

[14] Vgl. König J (2017): Was die PDL wissen muss. 7. Auflage. Schlütersche Verlagsgesellschaft, Hannover

[15] Ebd., S. 399

[16] Ebd., S. 341ff.

Darüber hinaus bietet König[17] auch eine Checkliste für die Pflegedokumentationsprüfung:

1. Aussehen der Dokumappen
2. Anamnese
3. Bericht
4. Pflegeplanung
5. Wunddokumentation
6. Leistungsnachweis
7. Sonstige Protokolle und Dokumente

Selbstverständlich kann in der Pflegevisite auch die Befragung über Zufriedenheit und Wohlbefinden eingebracht werden:

»Zufriedenheit des Bewohners über

- *sein Bewohnerzimmer, Mobiliar und Pflegehilfsmittel*
- *die Art und den Ort der Nahrungsaufnahme*
- *evtl. Probleme bei Kontakten zu anderen Bewohnern (…)*
- *die therapeutischen Angebote (Teilnahme BT)*
- *Besuche von Angehörigen und Freunden*
- *allgemeine und spezielle Bedürfnisse und Wünsche (…)«*[18]

Für die ambulante Pflege möchten wir, daran angepasst, ergänzen:
Zufriedenheit des Patienten über

- Zimmergestaltung, Mobiliar und Pflegehilfsmittel,
- die Art und den Ort der Nahrungsaufnahme,
- Hauswirtschaftliche Leistungen,
- das Betreuungsangebot,
- Besuche von Angehörigen und Freunden,
- evtl. Probleme mit anderen an der Versorgung Beteiligten (…),
- allgemeine und spezielle Bedürfnisse und Wünsche.

An späterer Stelle werden wir auf die Zusammenstellung und Formulierung von Kriterien und Inhalten solcher Checklisten noch näher eingehen.

---

[17] Ebd., S. 301
[18] Heering 2018, S. 123

Fazit **Jede Pflegevisite verfolgt eine bestimmte Absicht**

Es gibt eine Fülle von Checklisten für die Pflegevisite – mit unterschiedlichem Charakter. Es gibt auch kein einheitliches Verständnis der Pflegevisite. Wesentlicher scheint uns auch, die mit der Pflegevisite verbundenen Absichten klar zu definieren und die Pflegevisite differenziert einzusetzen.

Die Absicht der Pflegevisite bewegt sich – ausgehend von verschiedenen Schwerpunkten – zwischen dem »einfachen« Qualitäts-Check und einem konzeptionell verankerten komplexen Steuerungsinstrument der Pflegeorganisationsprozesse. Dies umso mehr durch die Koppelung der neuen Indikatoren- mit der Qualitätsprüfung vor Ort in der Einrichtung.

Tab. 3: Zielrichtungen von Pflegevisite (vgl. DBfK)

<table>
<tr><th colspan="3">Pflegevisite immer als Informations- und Kommunikationsinstrument unter Einbeziehung der pflegebedürftigen Person</th></tr>
<tr><td>↓</td><td colspan="2">↓</td></tr>
<tr><td>Beratungsinstrument</td><td colspan="2">Reflexionsinstrument</td></tr>
<tr><td>↓</td><td colspan="2">↓</td></tr>
<tr><td>Pflegebedürftige Angehörige</td><td colspan="2">Pflegeprozess
↓ (Evaluation) ↓</td></tr>
<tr><td rowspan="2">unter dem Hinweis auf die in jedem Expertenstandard vorhandene Kriterienebene der Beratung</td><td>Pflegebedürftige/ Angehörige</td><td>Pflegefachkraft</td></tr>
<tr><td colspan="2">»als Weiterentwicklung des ›emanzipatorischen Prozesses‹ der Pflege (Fischer 1997: 322)«</td></tr>
</table>

Die Arbeitsgruppe PflegeQualität des DBfK führt drei Dimensionen des Instruments Pflegevisite an:

1. Beratung,
2. Reflexion und
3. Kontrolle.

Je nach Zielgruppe pflegerischen Handelns, aber auch nach Situation, kann sich der Schwerpunkt zu der ein oder anderen Dimension verschieben. Möglicherweise steht in einer Situation die Beratung im Vordergrund, während regulär die Pflegevisite als Kontrollinstrument verwendet wird. Oder sie hat überwiegend Reflexionscharakter und dient im Rahmen des Qualitätsmanagements als Audit der Überprüfung. Dass die Arbeitsgruppe des DBfK sie als Reflexionsinstrument zudem in der Weiterentwicklung der »emanzipatorischen Prozesse« der Pflege sieht, wird zwar mit der beruflichen Nähe zur Ärzteschaft im Berufsfeld der Krankenpflege zu begründen sein, deutet aber auch auf das grundsätzliche Entwicklungsmoment für das berufliche Selbstverständnis der Pflegenden.

↓			
Kontrollinstrument			
↓	↓	↓	↓
Pflegeprozess (od. Bestandteile)	Dokumentation	QM	Mitarbeiter
Stärken/Schwächen in der Versorgung Pflegerisiken Umsetzung Expertenstandard Umgebung Zufriedenheit	Optimierung (z. B. Maßnahmenplanung, Biografie)	interne/externe Vorgaben	Durchführung von Pflegehandlungen (mit der Empfehlung, diese Form der Überprüfung nicht mit der Visite zu vermischen)

Tab. 4: Die neue Pflegevisite und ihre Dimensionen

Nutzung als	Zielgruppe/Zieleinheit	Bemerkungen
Beratungs-instrument	Pflegefachkraft	Schulung, Coaching
	Pflegebedürftiger, Angehörige	im Rahmen des Pflegevisitengesprächs sofern erforderlich
Reflexions-instrument	Pflegebedürftiger, Angehörige	im Rahmen des Pflegevisitengesprächs sofern möglich
	Pflegeprozess (Evaluation)	Meta-Evaluation, Supervidierende gemeinsame Evaluation
Kontroll-instrument	Pflegeprozess (oder Bestandteile)	• körperbezogen • behandlungspflegerisch • Personenzentrierung • Beratung • Betreuung, Freizeitgestaltung • Hauswirtschaftliche Begleitung • Umgebung • Zufriedenheit
	Pflegehelfer/-assistenten	Körperbezogene Pflege
	Dokumentation	Alle Bestandteile der elektronischen und/oder handschriftlichen Dokumentation je nach Erfordernis
	QM	interne/externe Vorgaben und Anforderungen: • Expertenstandards • Medizinprodukte • Hygiene

3.2 Die Pflegevisite als zentraler Bestandteil im Pflegequalitätsmanagement

3.2.1 Pflegeprozess und PDCA-Zyklus

Dieses Kapitel nennt qualitätsmanagementrelevante Begriffe sowie Voraussetzungen und das Prozedere der Qualitätsprüfung.

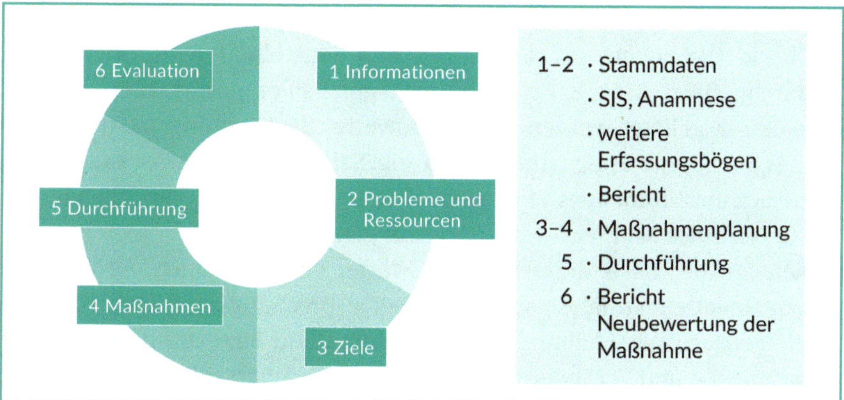

Abb. 1: Der Pflege- und Betreuungsprozess im Regelkreis, Problemlösungsprozess nach Fiechter & Meier.

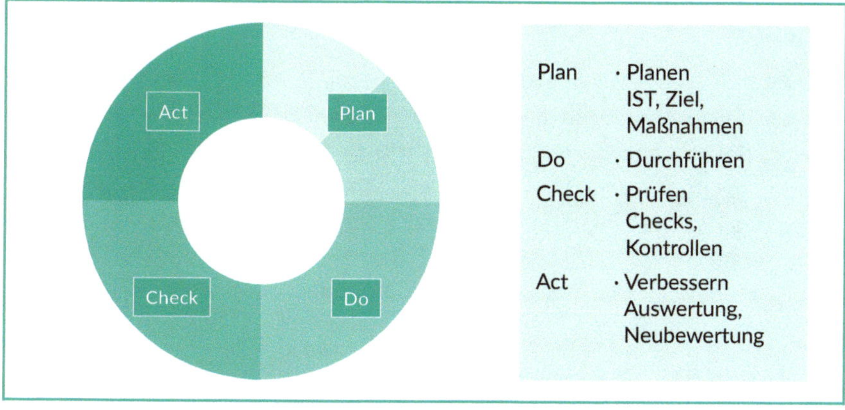

Abb. 2: Der PDCA-Zyklus (Deming-Zirkel) im Qualitätsmanagement.

Pflegeprozess und PDCA-Zyklus sind Steuerungs- und Regelkreise, um komplexe Handlungen theoretisch erfassen zu können. Vergleicht man die beiden Abbildungen miteinander, ist erkennbar, dass die **Schritte 1 bis 4 des Pflegeprozesses** im PDCA-Zyklus in der Planungsphase **»Plan«** zusammengefasst sind. Das entspricht allen Teilen der Pflegedokumentation und -planung außer solchen, die dem Nachweis und der Evaluation dienen.

Die **Durchführung**, also das eigentliche Handeln, korrespondiert exakt mit dem **»Do«**. Der **Evaluationsteil** erhält in der PDCA-Darstellung einen wesentlich höheren Stellenwert und wird in zwei Phasen veranschaulicht:

1. **Check:** Die Ebene, auf der geprüft und kontrolliert wird, Stichproben durchgeführt und z. B. Abweichungen, ggf. Fehler, protokolliert oder Ergebnisse gelistet werden (z. B. Messwerte, Beobachtungen). Im QM ist dies der Schritt der Qualitätssicherung. Salopp formuliert ist es der Blick zurück ins Zimmer des Pflegebedürftigen, bevor man es verlässt oder das Führen eines Schmerz- oder Ernährungsprotokolls.
2. **Act:** Auf der Basis der erhobenen Werte, Beobachtungen, Abweichungen findet eine Analyse statt (z. B. Fallbesprechung oder Evaluation des Pflegeprozesses). Anhand der Auswertung und Bewertung werden Anpassungen und Veränderungen überlegt, vereinbart und geplant, sodass die letzte Phase des »Act« eine Aktualisierung des »Plan« und damit ggf. die Festlegung neuer Maßnahmen einleitet.

Fazit **Supervision!**

Unsere Pflegevisite zeigt hier ihren supervidierenden Charakter für die beteiligten Akteure. Im gemeinsamen Evaluieren einzelner Aspekte des Pflegeprozesses und durch mehrfache Wiederholung dieses Vorgangs für und mit verschiedene/n pflegebedürftigen Personen, ergibt sich ein ebenso hoher Reflexions- wie Erinnerungsanteil.

Die **Fachkraft** sieht sich mehr und mehr selbst in der Lage, die geforderten Kriterien anzuwenden und zu prüfen. Das wirkt sich positiv auf die nächsten Planungsvorhaben aus.

Die **Pflegedienstleitung** erfährt durch die wiederholte Evaluation der einzelnen Aspekte bei unterschiedlichen pflegebedürftigen Personen sehr viel über ihre Kunden, aber auch über die Stärken und Schwächen in der Umsetzung des Pflegeprozesses auf Organisationsebene (z. B. Prophylaxen, Behandlungspflege ...) und auf der Ebene einzelner Handelnder.

Die Pflegevisite im PDCA-Zyklus

Planung (»Plan«)
Die Pflegevisitenplanung steht im unmittelbaren Zusammenhang

- zur Indikatoren-gestützten Prüfung (Zeitplan),
- zu Jahres-, Quartals-, Monats-, Wochenplänen,
- zum Gesamtvisitenplan, Kriterienauswahl,
- zum aktuellen Dienstplan und zur aktuellen personellen Besetzung,
- mit der Orientierung an Kunden- und Mitarbeiterbedürfnissen

und beinhaltet Vorinformation, Einbeziehung, Raum, Dauer, Atmosphäre und Störungsfreiheit.

Durchführung (»Do«)
Die Durchführung der Pflegevisite richtet sich nach dem Themenkreis, den sie umfasst. Einen solchen Themenkreis nennen wir **Prüffeld**. Die Medikamentenprüfung, als Ausschnitt der Prüfung der Behandlungspflege, ist z. B. durch völlig andere Merkmale, einen anderen Charakter und Ablauf gekennzeichnet als die Visite bezüglich der Sturzprophylaxe.

Unerlässlicher Bestandteil der Visite ist der Besuch beim Pflegebedürftigen. Nur so erhält die Führungskraft im Laufe eines Jahres umfassende Klarheit und Sicherheit.

Der Besuch kann beobachtenden, begleitenden oder befragenden Charakter haben. Er erfolgt im unmittelbaren Wohnumfeld der pflegebedürftigen Person und ermöglicht so gleichzeitig eine Sichtung von Räumlichkeiten und Inventar. Er bildet auch die Grundlage für das Fachgespräch zwischen Leitung und Fachkraft, zu dem die gesamte Dokumentation hinzugezogen wird. Je nach Themenkreis, werden Hilfsmittel in Augenschein genommen, erforderliche Korrespondenzen sowie die Einbeziehung weiterer Beteiligter veranlasst.

Info
Manche Einrichtung sieht obligatorisch eine schriftliche »Einwilligung zur Pflegevisite« durch die pflegebedürftige Person vor. Eine Verpflichtung dazu gibt es nicht. Wir sehen die mündliche Erlaubnis, die wir bei der Erläuterung unserer Absicht in der Regel erhalten, als völlig ausreichend an.

»Check«
Die Pflegevisite liefert den zentralen Baustein zur Pflegequalitätssicherung. In der hier vorgestellten Variante wird jede pflegebedürftige Person mehrmals jährlich in den Pflegevisitenablauf einbezogen. So summieren und bewahrheiten oder ändern sich Wahrnehmungen und Schlussfolgerungen, sowohl zu jeder einzelnen Person (Pflegebedürftige wie Fachkraft), als auch zu bestimmten Feldern des Pflegeprozesses und Versorgungseinheiten (z. B. Teams).

Tab. 5: Ein Check – alles im Blick

Kundenbezogen	Sachbezogen	Mitarbeiterbezogen
Pflegebedürftige Person Informationserweiterung Wohlbefinden, Zufriedenheit Pflegequalität individuell **Ggf. Zugehörige** Anforderungen, Zufriedenheit, Ergebnisse	**Prozessgüte** Behandlungspflege Prophylaxen Körperbezogene Pflege Alltags- und Freizeitgestaltung Einbeziehung, Teilhabe, Integration, Rechte	**Pflegefachkraft** Pflegeverständnis Prozesssicherheit Lernbedarf
Umgebung, Umfeld Individualität Hygiene, Sauberkeit Prozessunterstützung	**Dokumentation** Konsistenz Rechtssicherheit Prozessdarstellung	**Team, Einheit** Organisation Kommunikation Prozessleistung

Die Verbesserung findet unmittelbar statt:

- Beobachtung und Befragung der versorgten Person in ihrer Umgebung sorgen für einen direkten Eindruck der individuellen Pflegequalität.
- Durch Reduktion auf einen bestimmten Themenbereich wird dieser bei allen einbezogenen betroffenen Personen im Dialog und anhand der Dokumentation beurteilt. Korrekturen werden sofort eingeleitet.
- Durch diese Reduktion und Wiederholung in einem »Durchgang« für z. B. 15 pflegebedürftige Personen vertiefen und verfestigen sich Kenntnisse und Sicherheiten im Umgang mit den jeweiligen Prozess- und Dokumentationsanforderungen.
- Im Jahresverlauf beinhaltet diese Vorgehensweise sämtliche Aspekte der Prozessgüte, manche auch mehrfach, sodass ein immer größerer Ausschluss von Abweichungen gewährleistet werden kann.
- Die nach und nach weitere Einbeziehung aller Fachkräfte aller Arbeitseinheiten lässt darüber hinaus Schlussfolgerungen hinsichtlich der Organisation, Kommunikation und Prozessleistung einzelner Teams zu. So steuert die Pflegeleitung mittels Pflegevisite die Entwicklung (Verbesserung) auch auf Organisationsebene.

3.2.2 Die Qualitätsdimensionen der Pflegequalität

Der amerikanische Medizinprofessor und Qualitätsforscher Avedis Donabedian (1919–2000) formte den Qualitätsbegriff wie folgt: »*Qualität der Gesundheitsversorgung ist das Ausmaß, in dem die tatsachliche Versorgung mit vorausgesetzten Kriterien für gute Versorgung übereinstimmt.*«[19] (…) »*Donabedian formulierte drei wesentliche Qualitätsdimensionen der Gesundheitsversorgung, die seither in der Praxis Anwendung finden (…):*

- *Structure = Strukturqualität (…)*
- *Process = Prozessqualität*
- *Outcome = Ergebnisqualität (…).*«[20]

Nach diesen Qualitätsdimensionen oder -ebenen gliedern sich u. a. auch die Expertenstandards des Deutschen Netzwerks für Qualitätsentwicklung in der Pflege.

Strukturqualität

Die Strukturqualität gibt sowohl Auskunft über »*die personellen als auch die materiellen Ressourcen*«: Zu den »*materiellen Ressourcen oder sachlichen Rahmenbedingungen zählen neben technischer Ausrüstung die baulichen Rahmenbedingungen, die Infrastruktur sowie die Räumlichkeiten und vorhandenen Arbeits- sowie Hilfsmittel. Personelle Ressourcen sind beispielsweise »Kenntnisse, Fähigkeiten, Kompetenzen, Qualifikationen sowie der Aus-, Weiter- und Fortbildungsstand des Personals (…).*«[21]

Es wirkt schnell überzeugend, wenn auf Infrastruktur, Ausstattung und Ordnung Wert gelegt wird. Erfahrene Prüfer haben einen Blick dafür, ob diese Grundebene der Qualität systematisch und als Stütze der Prozesse organisiert ist.

---

19 Rütten C (o. J.): Grundlagen des Qualitätsmanagements. APOLLON Hochschule derGesundheitswirtschaft, S. 12. Im Internet: https://www.apollon-hochschule.de/fileadmin/content/pdf/HZK/Probelektionen/Probekapitel_GrundlagendesQualitaetsmanagements_QUMAH01_A02.pdf, Zugriff 14.01.2023

20 Ebd., S. 13

21 Ebd., S. 13

Dies zeigt sich etwa dadurch, dass die Architektur mit dem Einrichtungskonzept korreliert, die fachlichen Auskünfte durch Mitarbeiter mit dem Vorhandensein und Auffinden von funktionstüchtigen Hilfsmitteln in angemessener Anzahl oder der Strukturiertheit in der Medikamentenaufbewahrung.

Prozessqualität

Prozessqualität umfasst *»die Gesamtheit aller Aktivitäten, die im Verlauf der tatsächlichen Erstellung des Produkts vollzogen werden«.*[22]

Das betrifft die Leistungsqualität, die Art und Weise einer Handlung. Allein die Kontaktgestaltung zum Bewohner und Patienten gibt Hinweise zur Prozessqualität. Wie sind die Handlungen/Leistungen gestaltet? »Was, wie, wer, wann, wie oft, womit« lauten die Leitfragen zur Ermittlung von Prozessqualität.

Wie geht die Begrüßung vor sich? Finden Berührungen statt? Wie bewusst sind diese gestaltet? Auf welche Weise wird eine Bewegungsunterstützung durchgeführt? Ist ein kinästhetisches Konzept erkennbar?

Diese Fragen beantworten Prüfende durch reine Beobachtung, sie müssen nicht gestellt werden. Und Prüfer wissen: systematische Kontinuität in der Qualität von Leistungen führt unmittelbar zu höherer Ergebnisqualität. D. h., erfahrene Prüfer wissen innerhalb kurzer Zeit, ob z. B. Abläufe beim Transfer mit der pflegebedürftigen Person eingeübt sind; ob es Absprachen gibt oder inwiefern Ressourcen der pflegebedürftigen Person in die Handlung integriert werden.

Die Einrichtung verfügt über Konzepte, Verfahrensanweisungen, Standards, Prozessbeschreibungen, die handlungsleitende Impulse und Ablaufklarheiten bereitstellen.

---

[22] Ebd., S. 14

Ergebnisqualität

Im QM bezeichnet der Begriff »Ergebnisqualität« mehr als nur das erreichte Ergebnis. Die Wirkung der Leistung ist beabsichtigt. Sie steht im Vergleich zu einem zuvor definierten Leistungs-Soll (Ziel). Dieses vordefinierte Ziel entspricht oft einer Norm oder einer Kennzahl (z. B. 95 Prozent aller Beschwerden sind innerhalb von drei Kalendertagen bearbeitet). Auch kann ein angestrebter Pflege-/Gesundheitszustand benannt werden, wie z. B. eine Zielsetzung in der Pflegeplanung. Die Hauptfragestellungen lauten: Was wurde durch die Handlungen bewirkt? Inwiefern entspricht es dem gesetzten Ziel (Gütegrad)? Mindestens zwei Ausrichtungen sind für die Ergebnisqualität von Bedeutung:

1. **Objektives Ergebnis** hinsichtlich der Leistung bezogen auf eine Norm, z. B. eine Dekubitus-Entstehung wurde vermieden, die Haut bleibt intakt.
2. **Subjektives Ergebnis** bei der Zielgruppe, z. B. der Pflegebedürftige wurde in Bezug auf Art und Weise der Durchführung der Maßnahmen ausreichend informiert, ist einverstanden, zufrieden/fühlt sich wohl.

Beispiel **Objektiv gut – subjektiv unangenehm**

Frau Richter, der Mitarbeiterin P. die Antithrombosestrümpfe anzieht, ist zufrieden. P. ist immer fröhlich und zu einem kleinen Schwatz aufgelegt. Die Strümpfe sitzen allerdings nur mäßig.
Bei Kollegin S. sitzen die Strümpfe von Frau Richter akkurat, dennoch ist die Bewohnerin unzufrieden. S. bleibt während der gesamten Handlung stumm und sehr zurückhaltend.
Fazit: »Die wichtigste Person im Pflegeprozess ist die pflegebedürftige Person.«

4 Die Qualitätsprüfung 2020

Waren Qualitätsprüfungen zu Beginn der 2000er-Jahre tendenziell eher strukturbezogen, wurden sie in den Folgejahren zunehmend **prozess**orientiert. Seit 2014 ist die Einbeziehung der Pflegefachkraft in den Prüfprozess üblich. Die fachliche Darstellung basierte allerdings in Regel auf den Ausführungen in der Pflegedokumentation.

Info

Die für vollstationäre Einrichtungen verpflichtende Prüfung anhand von Indikatoren steht nicht für sich allein, sondern zieht die Qualitätsprüfung in der Einrichtung nach sich. Diese Kombination aus Indikatorenprüfung mit der vor Ort stattfindenden Qualitätsprüfung durch den Medizinischen Dienst der Krankenversicherung (MD) ist die **Ergebnisorientierte Prüfung**. Die Darstellung der Evaluation rückt in den Vordergrund der Betrachtung.

- Die **Anforderungen für die indikatorengestützte Prüfung** finden sich in den **MuG** (»Maßstäbe und Grundsätze für die Qualität, die Qualitätssicherung und -darstellung sowie für die Entwicklung eines einrichtungsinternen Qualitätsmanagements nach § 113 SGB XI in der vollstationären Pflege vom 23. 11. 2018).

- Die **Anforderungen an die Qualitätsprüfung** vor Ort finden sich bspw. in den **QPR** vollstationär (Richtlinien des GKV-Spitzenverbandes über die Durchführung der Prüfung der in Pflegeeinrichtungen erbrachten Leistungen und deren Qualität nach § 114 SGB XI für die vollstationäre Pflege vom 17. Dezember 2018).

Pflegeeinrichtungen übersenden halbjährlich **Ergebniswerte** zu bestimmten Kriterien an die **Datenauswertungsstelle (DAS)**. Diese werden dort zu **Kennzahlen** destilliert, die mit denen anderer Einrichtungen verglichen werden können.

So wird über entsprechende Zeiträume u. a. erkennbar, ob sich in einer Einrichtung mehr oder weniger Stürze mit schwerwiegenden Folgen ereignet haben oder ob es zu mehr oder weniger Fällen von unbeabsichtigtem Gewichtsverlust gekommen ist.

Diese Kennzahlen sind die Grundlage für
- die Erfassung bundesweit einheitlicher Datensätze,
- mehr oder weniger durchschnittsnahe oder -ferne Vergleichswerte einer jeden einzelnen Einrichtung gegenüber den Bundeswerten.

Die von der Einrichtung ermittelten und bereitgestellten Daten werden auf **Plausibilität** und **Vollständigkeit** geprüft. Unterdurchschnittliche Ergebnisse (im bundesweiten Vergleich) der Einrichtung dienen als Grundlage eines Teils der Qualitätsprüfung vor Ort.

Die Qualitätsprüfung in der Einrichtung
1. ermittelt die inhaltliche (und damit fachliche) Plausibilität der übergebenen Daten durch Einbeziehung von pflegebedürftigen Personen,
2. umfasst weitere Kriterien, die durch Inaugenscheinnahme, Fachgespräch mit der Pflegefachkraft und Sichtung der Dokumentation vom Prüfteam betrachtet werden.

4.1 Die Indikatoren-gestützte Qualitätsprüfung

Definition **Indikator**

Der Begriff »Indikator« steht für »Merkmal« oder »Hinweis«. Für ein Prüfverfahren handelt es sich um ein Merkmal, mit dem verlässlich auf das Vorhandensein bestimmter Eigenschaften geschlossen werden kann. Zum Beispiel ist die Schlussfolgerung (Feststellung) »desinfizierte Hände« zulässig, wenn ein entsprechendes Händedesinfektionsmittel (Indikator 1: zulässiges Mittel, Haltbarkeitsdatum nicht überschritten), korrekt (Indikator 2: Vorgehensweise, Dauer) angewendet wurde. **Ein** Indikator für eine sichere Pflegequalität ist ein, bei entsprechend vorliegendem Risiko, nicht entstandener Dekubitus.

Maßstäbe und Grundsätze (MuG)

Seit November 2018 sind diese Kriterien und Ablauf der Qualitätsprüfung in den MuG vereinbart worden. Sie enthalten eine Fülle von Anforderungen:

Vereinbarungstext

- Präambel, Ebenen der Qualität, Einrichtungsinternes QM,
- Strukturqualität (etwa personelle Strukturanforderungen oder Kooperationen mit anderen Leistungserbringern),
- Prozessqualität (u.a. einschließlich der Angaben zu Pflegekonzept, Betreuung, Unterkunft und Verpflegung, QM) und
- Ergebnisqualität (z.B. erkennbar auf Wohlbefinden und Selbstbestimmung gerichtete Maßnahmen, kein körperlicher Schaden entstanden, Ernährungszustand und Flüssigkeitsversorgung angemessen, Körperpflege unter Beachtung der Selbstpflegefähigkeit, Berücksichtigung von Privat- und Intimsphäre).

MuG Anlage 1

- Darstellung des indikatorengestützten Verfahrens einschließlich der Datenerhebung, der relevanten Zeiträume, Datenaufbereitung und -übermittlung, Indikatorenbewertung, Übermittlung der Indikatorenergebnisse durch die Datenauswertungsstelle (Reporting).

MuG Anlage 2

- Beschreibung der Indikatoren, Definitionen, 10 Qualitätsbereiche, Unterscheidung in zwei Risikogruppen

MuG Anlage 3

- Aufstellung aller Kriterien und Parameter,
- Erhebungs-, Ergebniserfassungs- und Korrekturzeiträume,
- Ausschlusskriterien (für die nicht in die Prüfung einbezogene Pflegebedürftigen),
- Erläuterungen zur Ergebniserfassung, maßgebliche Erläuterung der Kriterien.

MuG Anlage 4

- Bedingungen für Datenaufbereitung, -übermittlung, -austausch, Statistische Plausibilitätskontrolle und die Überprüfung der Daten,
- Relevanz für den Teil der Qualitätsprüfung vor Ort.

Etwa zwei Drittel der Ermittlungskriterien resultieren aus dem Begutachtungsinstrument (BI) der Begutachtungs-Richtlinien (BRi). Zunächst hieß das BI »NBA« (Neues Begutachtungs-Assessment) bzw. »NBI« (Neues Begutachtungs-Instrument). Diese Begriffe sind jetzt veraltet. Wir sprechen heute nur noch vom »BI«, dem Begutachtungsinstrument.

4.1.1 Beschreibung der Indikatoren (MuG, Anlage 2)

Es werden drei Qualitätsbereiche unterschieden. Innerhalb der ersten beiden wird jeweils in zwei sogenannten **Risikogruppen** ermittelt. Die Einteilung erfolgt anhand BI-Modul 2:

1. Menschen ohne oder mit geringen kognitiven Beeinträchtigungen
2. Menschen mit erheblichen kognitiven Beeinträchtigungen.

Tab. 6: Qualitätsbereiche und Risikogruppen im MuG

<table>
<tr><th colspan="2">Qualitätsbereich 1</th><th colspan="2">Qualitätsbereich 2</th><th>Qualitätsbereich 3</th></tr>
<tr><td colspan="2">Erhalt und Förderung von Selbständigkeit</td><td colspan="2">Schutz vor gesundheitlichen Schädigungen/Belastungen</td><td>Unterstützung bei spezifischen Bedarfslagen</td></tr>
<tr><td colspan="2">1 Erhaltene Mobilität
2 Erhaltene Selbstständigkeit bei alltägl. Verrichtungen
↓</td><td colspan="2">4 Dekubitusentstehung
5 Stürze mit gravierenden Folgen
6 Unbeabsichtigter Gewichtsverlust
↓</td><td rowspan="3">7 Integrationsgespräch nach dem Einzug
8 Anwendung von Gurten bei kognitiv beeinträchtigten Bewohnern
9 Anwendung von Bettseitenteilen bei kognitiv beeinträchtigten Bewohnern
10 Aktualität der Schmerzeinschätzung</td></tr>
<tr><td colspan="2">jeweils bezogen auf Risikogruppe</td><td colspan="2">jeweils bezogen auf Risikogruppe</td></tr>
<tr><td>1
keine oder geringe kognitive Beeinträchtigungen</td><td>2
mindestens erhebliche kognitive Beeinträchtigungen</td><td>1
keine oder geringe kognitive Beeinträchtigungen</td><td>2
mindestens erhebliche kognitive Beeinträchtigungen</td></tr>
<tr><td colspan="2">3 Erhaltene Selbstständigkeit bei der Gestaltung des Alltagslebens und sozialer Kontakte</td><td colspan="3"></td></tr>
</table>

4.1.2 Das Indikatoren-gesteuerte Prüfinstrument

Der »Erhebungsbogen zur Erfassung von Versorgungsergebnissen der stationären Langzeitpflege« (Anlage 3 MuG) besteht aus unten zusammengefasster Kriterienübersicht. 98 Indikatoren gelten pro pflegebedürftiger Person (abzüglich von der Prüfung ausgeschlossener Bewohnerinnen). Davon beziehen sich 38 unmittelbar auf das BI-Modul. Durch die Einrichtung muss die Meldung mit folgenden Daten unter Angabe der jeweilig dazugehörigen Eingabeoptionen erfolgen.[23]

---

[23] Diese Tabellen sind eine Zusammenfassung der Seiten 2 bis 23 der Anlage 3 der Maßstäbe und Grundsätze für die Qualität, die Qualitätssicherung und -darstellung sowie für die Entwicklung eines einrichtungsinternen Qualitätsmanagements nach § 113 SGB XI in der vollstationären Pflege

Tab. 7: Indikatoren 1–25

Indikator	Eingabeoptionen
Einrichtungskennung/Wohnbereich/Bewohner-Code/Datum der Erhebung	
Datum des Einzugs/Geburtsdatum/Geschlecht/Pflegegrad	
Herzinfarkt/Apoplex/Fraktur/Amputation im letzten Halbjahr (seit der letzten Erfassung)	(je mit Datum)
Krankenhausbehandlung Im letzten Halbjahr (seit der letzten Erfassung)	von ... bis (längster Aufenthalt)/ Anzahl Aufenthalte/ Anzahl Tage
Beatmung	invasiv/nicht invasiv
Bewusstseinszustand	wach/schläfrig/somnolent/ komatös/Wachkoma
Diagnosen: trifft zu/trifft nicht zu (A–I) Bösartige Tumorerkrankung/Tetraplegie/Tetraparese/Chorea Huntington/ Apallisches Syndrom/Diabetes Mellitus/Demenz/Morbus Parkinson/Osteoporose/ Multiple Sklerose	

Tab. 8: BI-Modul 1: Erhaltene Mobilität (26–30)

Indikator	Eingabeoptionen
Positionswechsel im Bett/Halten einer stabilen Sitzposition/Umsetzen/Fortbewegen innerhalb des Wohnbereichs/Treppensteigen	Grad der Selbstständigkeit 0–3

Tab. 9: BI-Modul 2: Kognitive und kommunikative Fähigkeiten (31–41)

Indikator	Eingabeoptionen
Erkennen von Personen aus dem näheren Umfeld/ Örtliche Orientierung/Zeitliche Orientierung/Sich Erinnern/ Steuern von mehrschrittigen Alltagshandlungen/Treffen von Entscheidungen im Alltagsleben/ Verstehen von Sachverhalten und Informationen/ Erkennen von Risiken und Gefahren/Mitteilen von elementaren Bedürfnissen/Verstehen von Aufforderungen/Beteiligen an einem Gespräch	Grad des Vorhandseins 0–3

Tab. 10: BI-Modul 4: Selbstversorgung (42–58)

Indikator	Eingabeoptionen
Künstliche Ernährung (Sonde/parenteral)	ja/nein
Wenn ja: Umfang	nicht täglich/nicht dauerhaft täglich, aber zusätzlich zur oralen Nahrungsaufnahme/ ausschließlich oder nahezu ausschließlich
Bedienung	Selbstständig/mit Fremdhilfe
Dauerkatheter oder Urostoma	ja/nein (bei »ja« entfällt der nächste Punkt)
Blasenkontrolle/Harnkontinenz	Kontinenz
	ständig/überwiegend/max. 1 x täglich inkontinent oder Tröpfchen-/Stressinkontinenz/ überwiegend (mehrmals täglich) inkontinent → gesteuerte Blasenentleerung noch möglich/komplett inkontinent → gesteuerte Blasenentleerung nicht möglich
Colo- oder Ileostoma	ja/nein (bei »ja« entfällt der nächste Punkt)
Darmkontrolle/Stuhlkontinenz	ständig/überwiegend/gelegentlich/überwiegend/selten gesteuerte Darmentleerung/ komplett inkontinent
Waschen des vorderen Oberkörpers/ Körperpflege im Bereich des Kopfes/ Waschen des Intimbereichs/Duschen und Baden einschließlich Waschen der Haare	Grad der Selbstständigkeit 0–3
An- und Auskleiden des Oberkörpers/ des Unterkörpers	
Mundgerechtes Zubereiten der Nahrung und Eingießen von Getränken/Essen/Trinken	
Benutzen einer Toilette oder eines Toilettenstuhls	
Bewältigen der Folgen • einer Harninkontinenz und Umgang mit Dauerkatheter und Urostoma • einer Stuhlinkontinenz und Umgang mit Stoma	
Ernährung parenteral oder über Sonde	

Tab. 11: BI-Modul 6: Gestaltung des Alltagslebens und sozialer Kontakte (59–64)

Indikator	Eingabeoptionen
Tagesablauf gestalten und an Veränderungen anpassen/Ruhen und Schlafen/Sich beschäftigen/In die Zukunft gerichteten Planungen vornehmen/Interaktion mit Personen im direkten Kontakt/Kontaktpflege zu Personen außerhalb des direkten Umfeldes	Grad der Selbstständigkeit 0–3

Tab. 12: Dekubitus (65–72)

Indikator	Eingabeoptionen
Dekubitus seit letzter Ergebniserfassung	ja/einmal/mehrmals/nein
Maximales Dekubitusstadium im Beobachtungszeitraum	1/2/3/4/unbekannt
Kategorie/Stadium	2/3 oder 4/unbekannt
Zeitraum	vom ___ bis ___ (ggf. bis heute)
Wo entstanden?	• Pflegeeinrichtung • Krankenhaus • zuhause (vor dem Einzug) • woanders

Tab. 13: Körpergröße und Gewicht (73–76)

Indikator	Eingabeoptionen
Körpergröße	cm
Aktuelles Körpergewicht	Kg/Datum Gewichtserfassung
Seit letzter Ergebniserfassung	Gewichtsverlust: Begründung Aktuelles Gewicht liegt nicht vor: Begründung

Tab. 14: Sturzfolgen (77–78)

Indikator	Eingabeoptionen
Stürze seit der letzten Ergebniserfassung?	einmal/mehrmals/nein
Sturzfolgen:	• Frakturen • ärztlich behandlungsbedürftige Wunden • erhöhter Unterstützungsbedarf bei Alltags-verrichtungen • erhöhter Unterstützungsbedarf bei der Mobilität • keine der genannten Folgen

Tab. 15: Anwendung von Gurten (79–80)

Indikator	Eingabeoptionen
Anwendung von Gurten in den vergangenen 4 Wochen	ja/nein
Häufigkeit:	tägl./wöch.: mehrmals/1 x/seltener als 1 x wöch.

Tab. 16: Bettseitenteile (81–82)

Indikator	Eingabeoptionen
Anwendung von Bettseitenteilen in den vergangenen 4 Wochen	ja/nein
Häufigkeit:	täglich/mehrmals wöchentlich/1 x wöchentlich/ seltener als 1x wöchentlich

Tab. 17: Schmerz (83–87)

Indikator	Eingabeoptionen
Anzeichen für länger andauernde Schmerzen (z. B. Äußerungen des Bewohners bzw. der Bewohnerin oder Einnahme von Analgetika)	ja/nein
Schmerzfreiheit durch medikamentöse Schmerzbehandlung	ja/nein
Differenzierte Schmerzeinschätzung wurde vorgenommen	ja/nein/Datum der letzten
Ergebnisse dieser Schmerzeinschätzung	• trifft nicht zu/trifft zu • Schmerzintensität • Schmerzqualität • Schmerzlokalisation • Folgen für den Lebensalltag

Tab. 18: Einzug (Beginn der vollstationären Versorgung) (88–98)

Indikatoren	Eingabeoptionen
Einzug seit der letzten Ergebniserfassung	ja/nein
direkt im Anschluss an einen Kurzzeitpflegeaufenthalt in der Einrichtung (ohne zeitliche Lücke)?	ja plus Datum/nein
Innerhalb der ersten 8 Wochen nach Einzug länger als drei Tage im Krankenhaus	ja plus Zeitraum/nein
Gespräch über das Einleben und die zukünftige Versorgung in den Wochen nach dem Einzug mit dem Bewohner bzw. mit der Bewohnerin und/oder einer seiner bzw. ihrer Angehörigen oder sonstigen Vertrauenspersonen geführt	ja plus Datum / nicht möglich plus Begründung
Angabe der (nicht in der Einrichtung beschäftigten) Beteiligten am Integrationsgespräch	Namen
Ergebnisdokumentation dieses Gesprächs Wichtig! Kreuzen Sie bitte nur »ja« an, wenn nach dem Gespräch Ergebnisse, z. B. Wünsche des Bewohners bzw. der Bewohnerin oder Absprachen über das Beibehalten oder die Veränderung der Versorgung, schriftlich festgehalten wurden.	ja/nein

4.1.3 Der Zeitplan

Das indikatorengestützte Verfahren nach § 113 Abs. 1a SGB XI ist die Grundlage für die Qualitätsdarstellung nach § 115 Abs. 1a SGB XI.

- Im Erhebungszeitraum I fallen die Daten an, die zum Stichtag von der Einrichtung binnen 14 Tagen bereitzustellen sind.
- Der Korrekturzeitraum dient der datentechnischen Plausibilitätsprüfung durch die Datenauswertungsstelle (DAS, 7 Tage) und die, falls erforderlich, durchzuführenden Korrekturen durch die Einrichtung (14 Tage).
- Nach einem Auswertungszeitraum der DAS (weitere 7 Tage) erfolgt der Report an den Landesverband der Pflegekassen und an den Prüfdienst. Der Erhebungsreport dient als Grundlage der Plausibilitätsprüfung in der Einrichtung.
- Mit Stichtag 1 beginnt automatisch der nächste Erhebungszeitraum, sodass sich zukünftig pro Jahr zwei festgelegte Stichtage ergeben (z. B. 15. 11. und 15. 05.).

Dieses Zeitraster wirkt sich auf den Zeitplan der Pflegevisite aus (▶ Kap. 5.4.2).

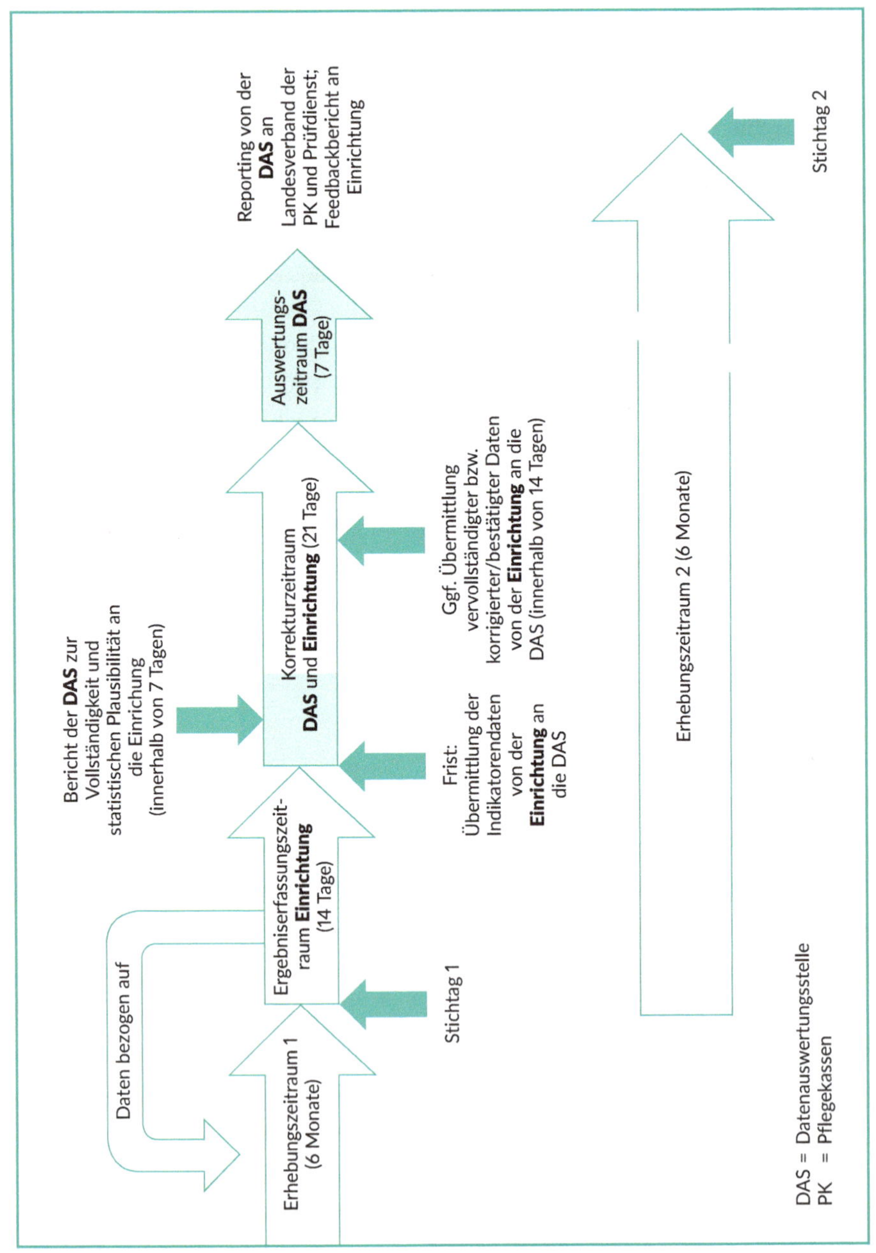

Abb. 3: Erhebungs-, Ergebniserfassungs- und Korrekturzeiträume (MuG, S. 27).

4.2 Die Qualitätsprüfung (Plausibilitätsprüfung) in der Einrichtung

Im Unterschied zum Ablauf früherer Qualitätsprüfungen, kündigt sich das Prüferteam einen Kalendertag zuvor an. Wie bisher benötigen die Prüfer das Einverständnis der einbezogenen Pflegebedürftigen bzw. eines gesetzlichen Vertreters. Es erfolgt eine Überprüfung der Daten zu den von der Indikatorenprüfung ausgeschlossenen Bewohnern (z.B. stationäre Aufnahme vor weniger als 14 Tagen [Ausschlussgründe s. MuG, S. 28f.]). Aufgabe der Prüfer ist, die Plausibilität der Daten des Erhebungsreports zu ermitteln sowie die individuelle Pflegequalität im Rahmen der Einzelfallprüfung (bei den in die Prüfung einbezogenen Pflegebedürftigen).

4

In die Qualitätsprüfung werden neun Bewohner einbezogen, von denen sechs vor dem Einrichtungsbesuch per Stichprobe durch die Datenauswertungsstelle (DAS) anhand Pseudonymisierung bestimmt werden.

Tab. 19: Übersicht über die einzubeziehenden Bewohner

Anzahl einbezogene Bewohner	kognitive und kommunikative Fähigkeiten anhand BI-Modul 1	Mobilität anhand BI-Modul 2
2	mindestens erheblich beeinträchtigt	mindestens erheblich beeinträchtigt
2	mindestens erheblich beeinträchtigt	keine oder eine geringe Beeinträchtigung
2	keine oder eine geringe Beeinträchtigung	mindestens erheblich beeinträchtigt
3	ohne Plausibilitätsprüfung durch eine Zufallsauswahl während des Besuchs durch die Prüferinnen und Prüfer in der Einrichtung	

Eine Reserveliste stellt sicher, *»dass genügend Bewohnerinnen und Bewohner in die Stichprobe einbezogen werden können.«*[24]

[24] Anlage 4 der Maßstäbe und Grundsätze für die Qualität, die Qualitätssicherung und -darstellung sowie für die Entwicklung eines einrichtungsinternen Qualitätsmanagements nach §113 SGB XI in der vollstationären Pflege, S. 7

Die Informationserfassung zu den in die Prüfung einbezogenen Pflegebedürftigen beinhaltet einen *»Überblick zur Bedarfs- und Versorgungssituation (...), die Lebenssituation, die gesundheitliche Situation, Ressourcen und Beeinträchtigungen, Gefährdungen usw.«* anhand verschiedener Informationsquellen. Die Prüfer sind aufgefordert, die *»Angaben der Einrichtung gedanklich stets daraufhin zu überprüfen, ob sie sich zu einem fachlich stimmigen Gesamtbild zusammenfügen.«* Die *»Bearbeitung der Leitfragen«* (siehe beispielhaft ▶ Tab. 30 und ▶ Tab. 36) aus den Prüfungsrichtlinien besteht in *der »Beurteilung der Versorgung« und »Bewertung und Beschreibung festgestellter Auffälligkeiten«.*[25]

»In einem gesonderten Abschnitt (...) werden organisatorische Aspekte und allgemeine Anforderungen an das Qualitätsmanagement erfasst.«[26]

Die Gesamtbewertung nehmen die Auditoren als Prüferteam vor. Im Abschlussgespräch geht es um

- *»fachliche Stärken der Einrichtung*
- *festgestellte Qualitätsdefizite (Defizite mit negativen Folgen für die versorgte Person oder mit dem Risiko des Auftretens negativer Folgen)*
- *Plausibilität der Ergebniserfassung.«*[27]

Bewertung

A	Keine Auffälligkeiten
B	Auffälligkeiten, die keine Risiken oder negativen Folgen für die versorgte Person erwarten lassen
C	Defizit mit Risiko negativer Folgen für die versorgte Person
D	Defizit mit eingetretenen negativen Folgen für die versorgte Person

25 MuG, S. 11
26 MuG, S. 12
27 QPR vollstationär, S. 13

Bestenfalls sind die Pflegefachkräfte der Einrichtung hierzu geschult und wissen, auch bei Dokumentationslücken, mündlich fachlich plausibel zu erläutern und begründen (▶ Kap. 4.9 Simulation der Qualitätsprüfung).

Tab. 20: Bewertungssystematik

Qualitätsbeurteilung:	Häufigkeit Wertung C oder D	Häufigkeit Wertung D
Keine oder geringe Qualitätsdefizite	0–1	0
Moderate Qualitätsdefizite	2–3	1
Erhebliche Qualitätsdefizite	4	2–3
Schwerwiegende Qualitätsdefizite	5 und mehr	4 und mehr

Ein im Abschlussgespräch gegebener Einrichtungskommentar wird protokolliert.

Begriffe in den QPR vollstationär 2019

Jedem Qualitätsbereich ist vorangestellt

- eine »Qualitätsaussage«, die das zu erreichende Ziel nennt,
- eine »Allgemeine Beschreibung«, die vorgibt, was zu prüfen ist,
- eine Formulierung für die »Plausibilitätskontrolle«, mittels derer zu prüfen ist, ob die Angaben in der Ergebniserfassung (Indikatorenprüfung) in Einklang mit den Informationen aus anderen Quellen (Inaugenscheinnahme, Pflegefachkraft, Dokumentation) stehen,
- »Leitfragen«, anhand derer Auffälligkeiten, Defizite und eingetretene negative Folgen ermittelt werden,
- Bewertungshinweise zur Zuordnung von Auffälligkeiten und Defiziten hinsichtlich des Fehlerausmaßes.

Die Leitfragen lassen sich generell so ableiten:

- Entspricht die Unterstützung dem individuellen Bedarf der versorgten Person?
- Erhält die versorgte Person, wenn sie es wünscht, Unterstützung bei …?
- Ist die Problemlage bei der Einschätzung gesundheitlicher Risiken berücksichtigt?

- Entspricht die Unterstützung den Erfordernissen, die aus der individuellen Risikosituation erwachsen?
- Werden zielgerichtete Maßnahmen durchgeführt, die auf die noch vorhandenen Fähigkeiten und Bedürfnisse der versorgten Person abgestimmt sind?

Lesen der Qualitätsprüfungs-Richtlinien
Struktur und Gesamtaufbau des Richtlinienwerks sind als Prüfanleitung ausgearbeitet. Um alle Anforderungen auf einen Blick sehen zu können, werden als Anlagen zu diesem Buch einige Übersichten angestellt, mit deren Hilfe Sie sich in den QPR leichter orientieren können. So sind etwa in der Anlage »Qualitätsbereich 1–4 Übersicht« die Qualitätsbereiche quasi synoptisch gelistet, sodass eine Übersicht gewährleistet ist, auf welchen Seiten sich zu welchen Qualitätsaspekten Ausführungen finden.

4.3 Die Begutachtungs-Richtlinien (BRi)

4.3.1 Anforderungen

Das Begutachtungs-Instrument (BI) wird verwendet, um den Pflegegrad einer Person zu ermitteln. Der Pflegebedarf wird daran gemessen, inwiefern eine Person bestimmte Fähigkeiten (nicht) besitzt.

Für Pflegende gilt es daher, sich ganz und gar sicher zu sein, ob eine Person eine bestimmte Tätigkeit/Teiltätigkeit wirklich durchführen kann, diese Fähigkeit/Teilfähigkeit wirklich besitzt und ob sie sich dadurch gegebenenfalls selbst gefährdet. Können Frau X oder Herr Y Tätigkeit Z auch ohne fremden Impuls durchführen – auch dann, wenn sich keine andere Person im Raum befindet? Oder gefährden sie sich dadurch? So kann es sein, dass Herr X sich im Bett selbst hochziehen kann, dabei entstehen allerdings Scherkräfte, die sich negativ auf seine Gesäßhaut auswirken oder die dabei einseitige Belastung aufgrund des Apoplex erhöhte Kontrakturgefahr und Schmerzen mit sich bringen.

Tipp

Unverändert benötigen die Gutachter eine pflegebegründende Diagnostik. Hierbei achten Sie darauf, dass jene Diagnosen, die schwerwiegende Einschränkungen und Defizite mit sich bringen, an erster Stelle zu finden sind.

Die Ermittlung des Pflegegrads basiert auf sechs Modulen:
1. Mobilität und Beweglichkeit
2. Kognitive und kommunikative Fähigkeiten
3. Verhaltensweisen und psychische Problemlagen
4. Selbstversorgung (Alltagsverrichtungen)
5. Umgang mit krankheits-/therapiebedingten Anforderungen
6. Gestaltung des Alltagslebens und soziale Kontakte

Eine Charakterisierung der Module hilft, der Begutachtungslogik zu folgen und einen Blick für die Kriterien der Pflegevisite zu gewinnen:
- Die Module 1, 4 und 6 zielen auf Selbstständigkeit. Die Leitfrage lautet: Inwiefern ist eine Person in der Lage, dieses selbst zu tun?
- Modul 2 erfragt ausschließlich kommunikative und kognitive Fähigkeiten.

In den Modulen 1, 2, 4 und 6 geht es immer darum, wie sich eine Fähigkeit/Unfähigkeit zeigt, also um Symptome.

Modul 3 und 5 hingegen verlangen die Darlegung von **Häufigkeiten**.
- Modul 3 ermittelt, welche Verhaltensweisen und psychischen Problemlagen wie häufig vorhanden sind.
- Modul 5 erfragt das Ausmaß ärztlich angeordneter Maßnahmen und Therapie.

Bevor Sie sich mit der Einschätzung des Grades von Fähigkeiten aus der Perspektive des BI (in den Modulen 1, 2, 4 und 6) befassen, vergegenwärtigen Sie sich zunächst die Definitionen zur Selbstständigkeit[28]:

Unselbstständig:
»Die Person kann die Aktivität in der Regel nicht selbstständig durchführen bzw. steuern, auch nicht in Teilen. Es sind kaum oder keine Ressourcen vorhanden. Ständige Motivation, Anleitung und ständige Beaufsichtigung reichen auf keinen Fall aus. Die Pflegeperson muss alle oder nahezu alle Teilhandlungen anstelle der betroffenen Person durchführen. (...)«

Leitfaden für die Maßnahme
»Alle oder nahezu alle Teilhandlungen anstelle der betroffenen Person durchführen.«

Überwiegend unselbstständig:
»Die Person kann die Aktivität nur zu einem geringen Anteil selbstständig durchführen. Es sind aber Ressourcen vorhanden, sodass sie sich beteiligen kann. Dies setzt ggf. ständige Anleitung oder aufwendige Motivation auch während der Aktivität voraus oder Teilschritte der Handlung müssen übernommen werden. (...)«

Leitfaden für die Maßnahme
»Ständige Anleitung oder aufwendige Motivation auch während der Aktivität«, »Übernahme von Teilschritten der Handlung«/»eines erheblichen Teils der Handlungsschritte«.

Überwiegend selbstständig:
»Die Person kann den größten Teil der Aktivität selbstständig durchführen.« Erforderlich ist »nur ein geringer mäßiger Aufwand für die Pflegeperson (...)«

Leitfaden für die Maßnahme
»Auffordern (im Sinne von »Anstoß geben« oder »Unterstützung bei der Entscheidungsfindung« (...).

[28] Richtlinien des GKV-Spitzenverbandes zur Feststellung der Pflegebedürftigkeit nach dem XI. Buch des Sozialgesetzbuches, August 2016, S. 37/38

Selbstständig:
»Die Person kann die Aktivität in der Regel selbstständig durchführen.« Der Einsatz von Hilfsmitteln, geringe Einbußen in der Ausführung einer Tätigkeit, oder vereinzelte geringfügige personelle Hilfen ändern das nicht. Entscheidend ist, *»dass die Person (noch) keine personelle Hilfe benötigt.«*

Keine Maßnahme erforderlich

Tipp
Beginnen Sie immer bei »unselbstständig« und arbeiten Sie sich zum »selbstständig« vor. Diese Vorgehensweise hilft, die Bereiche zwischen zwei Graduierungen genauer zu hinterfragen und einen höheren Bedarf nicht vorzeitig auszuschließen.

4.4 Begutachtungsrichtlinien (BRi) und Begutachtungsinstrument (BI) kennen

Für einen souveränen Umgang mit Prüfsituationen sind Kenntnisse über die Definitionen der BRi und dem BI unerlässlich. Ein wesentliches Merkmal der Einstufung hinsichtlich des Pflegegrades ist die Einschätzung von Fähigkeiten. Hier geht es darum, ob die Person es kann bzw. könnte, nicht, ob sie es tatsächlich unternimmt. Als Beispiel soll das »Treppensteigen« dienen: *»Die Selbständigkeit einer Person bei der Ausführung bestimmter Handlungen beziehungsweise Aktivitäten wird unter der Annahme bewertet, dass sie diese ausführen möchte. Es ist unerheblich, welche Hilfeleistungen tatsächlich erbracht werden. Die Beurteilung der Selbständigkeit erfolgt auch dann, wenn die Person die betreffende Handlung beziehungsweise Aktivität in ihrem Lebensalltag nicht (mehr) durchführt. So ist beispielsweise die Selbständigkeit* *beim Treppensteigen auch dann zu beurteilen, wenn die Wohnung im Erdgeschoß liegt und in der Wohnung gar keine Treppen vorhanden sind.«*[29]

Es gilt also, die genaue Definition zu kennen: »Überwinden von Treppen zwischen zwei Etagen in aufrechter Position«, d. h. eine übliche Treppenlänge.

Tab. 21: Pflegegrad und Überwinden von Treppen

Grad		Definition
0	»Selbständig:	Die Person kann ohne Hilfe durch andere Personen in aufrechter Position eine Treppe steigen.
1	Überwiegend selbständig:	Die Person kann eine Treppe alleine steigen, benötigt aber Begleitung wegen eines Sturzrisikos (Anwesenheit aus Sicherheitsgründen).
2	Überwiegend unselbständig:	Treppensteigen ist nur mit Stützen oder Festhalten der Person möglich.
3	Unselbständig:	Person muss getragen oder mit Hilfsmitteln transportiert werden, keine Eigenbeteiligung.«*

* Richtlinien des GKV-Spitzenverbandes zur Feststellung der Pflegebedürftigkeit nach dem XI. Buch des Sozialgesetzbuches, 3. aktualisierte Auflage, Mai 2021, S. 40

Übertragen auf den sonstigen Alltag lässt sich dies mit einer Lebenslage vergleichen, in der man zwar Auto fahren *kann*, aber aufgrund eines eingezogenen Führerscheins nicht Auto fährt.

[29] Richtlinien des GKV-Spitzenverbandes zur Feststellung der Pflegebedürftigkeit nach dem XI. Buch des Sozialgesetzbuches, 3. aktualisierte Auflage, Mai 2021, S. 35

Tipp

Aktualisieren Sie beständig Ihre Kenntnisse der Begutachtungsrichtlinien (BRi) und zwischenzeitlichen Aktualisierungen. Legen Sie die BRi zu jeder Evaluation und jeder Pflegevisite als Nachschlagewerk bereit. So

- bringen Sie sich selbst immer wieder in Kenntnis der Definitionen,
- können Sie sich im Fachgespräch/Visitengespräch auf die Definitionen beziehen.

Die Kenntnisse zum Begutachtungsinstrument erstrecken sich ebenso auf bestimmte festgelegte Sachverhalte. So gelten Zahnprothesen nicht als Hilfsmittel, sondern als Orthese. Physiotherapie und Logopädie sind beispielweise anrechenbar.

Plausibilität verstehen ist eine wichtige Grundlage, um die Zusammenhänge zwischen Pflegegrad und Qualitätsprüfung zu verstehen. So existieren in den einzelnen Modulen, bzw. zwischen den Modulen Zusammenhänge. In Modul 2 werden kognitive und kommunikative Fähigkeiten eingeschätzt. Das trifft z. B. für die Kriterien »Erinnern an wesentliche Ereignisse oder Beobachtungen« und »Steuern von mehrschrittigen Alltagshandlungen« zu. Wir können davon ausgehen, dass, wem Ersteres nicht mehr gelingt, Letzteres nicht mehr vornehmen kann. Der hinterlegte automatische Plausibilitätscheck wird eine fehlende Übereinstimmung nicht anerkennen. Da es eine ganze Reihe von In-Sich-Widersprüchen bei unplausibler Eingabe gibt, ist es ratsam, den Plausibilitätscheck selbst vorzunehmen. Dieser fällt umso kürzer aus, je besser das System gepflegt ist und je besser die Pflegefachkräfte dieses verstanden haben.

Plausibilitäts-Selbstcheck

Tipp

Prüfen Sie die Plausibilität selbst.

Simulieren Sie regelmäßig eine Datenübermittlung und beginnen Sie besonders ca. drei Wochen vor Versenden des Datensatzes mit dem Check im BI-Modul. Arbeiten Sie dazu mit Pflegefachkräften (möglichst Bezugspflege), die die betreute Person gut kennen. Erfahrungsgemäß dauert diese Vorgehensweise etwa zwei Stunden pro 25 Personen.

Hier geht es um den Tatsachenabgleich:

- Schriftlich noch nicht nachvollzogene Veränderungen in Selbständigkeitsgrad, Fähigkeiten, Versorgungsaufwand?
- Sind die Einschätzungen im Begutachtungsmodul in sich schlüssig?

Beispiel **Modul 4 Selbstversorgung: Intimpflegefähigkeit contra Fähigkeit zur Nahrungsaufnahme**

Frau Heinrich kann sich Intimbereich nicht selbst pflegen.
→ Einschätzung im BI-Modul:
Waschen des Intimbereichs = 3 (unselbstständig)
Frau Heinrich kann allein essen.
→ Einschätzung im BI-Modul: Essen = 0 (selbstständig)

Der automatische Datenabgleich im Dokumentationssystem (EDV) wird hier eine Nicht-Plausibilität melden. Dies wäre auch bei vielen anderen Personen ein stimmiger Hinweis und zu korrigieren. Bei Frau Heinrich verhält es sich anders. Sie hat aufgrund einer zeitlebens vorhandenen Behinderung sehr kurze Arme. Im höheren Alter hat die Wirbelsäulenveränderung eine verminderte Beugefähigkeit zur Folge. Frau Heinrich kann so zwar die Intimpflege nicht mehr selbst ausüben, wohl aber allein essen. Die vom System angezeigte Nicht-Plausibilität ist entkräftet.

4.5 Praxisbeispiel: Prüfung entlang der Mobilität

Auf den folgenden Seiten erarbeiten wir exemplarisch für das Feld der Mobilität die Vorgaben, die sich aus Begutachtungs-Richtlinien (BRi), Qualitätsmaßstäben (BI), Qualitätsprüfungs-Richtlinien (QPR) und Expertenstandards (Dekubitusprophylaxe, Sturzprophylaxe, Mobilitätsförderung) ergeben. Da die Nachfolgeausführungen des Heimgesetzes hier keine zusätzlichen Anforderungen stellen, wird es nicht aufgeführt.

Info

BRi und BI-Modul stimmen weitgehend überein, die Erfassung wirkt sich zu ca. zwei Drittel auf die Indikatoren-gestützte Prüfung aus.

4.5.1 Mobilität in den Begutachtungs-Richtlinien

Modul 1: Mobilität und Beweglichkeit: Positionswechsel im Bett
Einnehmen verschiedener Positionen im Bett, Drehen um Längsachse, Aufrichten aus Liegen

Tab. 22: Modul 1: Mobilität und Beweglichkeit: Positionswechsel im Bett

Fähigkeitsgrad	Definition des Fähigkeitsgrades
Unselbstständig:	»(...) kann sich beim Positionswechsel nicht oder nur minimal beteiligen.«
Überwiegend unselbstständig:	»(...) kann beim Positionswechsel nur wenig mithelfen, z. B. auf den Rücken rollen, am Bettgestell festhalten, Aufforderungen folgen, wie z. B. ›Bitte die Arme vor der Brust verschränken und den Kopf auf die Brust legen.‹«
Überwiegend selbstständig:	»(...) kann beispielsweise nach Anreichen eines Hilfsmittels oder Reichen der Hand ihre Lage im Bett verändern.«
Selbstständig:	»(...) kann die Position unter Nutzung von Hilfsmitteln (Aufrichthilfe, Bettseitenteil, Strickleiter, elektrisch verstellbares Bett) allein verändern.«

Modul 1 – Mobilität und Beweglichkeit: Halten einer stabilen Sitzposition

Sich auf einem Bett, Stuhl oder Sessel aufrecht halten

Tab. 23: Mobilität und Beweglichkeit: Halten einer stabilen Sitzposition

Fähigkeitsgrad	Definition des Fähigkeitsgrades
Unselbstständig:	»kann sich nicht in Sitzposition halten. Bei fehlender Rumpf- und Kopfkontrolle kann sie nur im Bett oder Lagerungsstuhl liegend gelagert werden.«
Überwiegend unselbstständig:	»... kann sich wegen eingeschränkter Rumpfkontrolle auch mit Rücken- und Seitenstütze nicht in aufrechter Position halten und benötigt auch während der Dauer einer Mahlzeit oder eines Waschvorgangs personelle Unterstützung zur Positionskorrektur.«
Überwiegend selbstständig:	»... kann sich nur kurz, z. B. für die Dauer einer Mahlzeit oder eines Waschvorgangs, selbständig in der Sitzposition halten, darüber hinaus benötigt sie aber personelle Unterstützung zur Positionskorrektur.«
Selbstständig:	»Selbständig ist eine Person auch dann, wenn sie beim Sitzen gelegentlich ihre Sitzposition korrigieren muss.«

Modul 1 – Mobilität und Beweglichkeit: Aufstehen aus sitzender Position/ Umsetzen

Von einer erhöhten Sitzfläche, Bettkante, Stuhl, Sessel, Bank, Toilette etc. aufstehen und sich auf einen Rollstuhl, Toilettenstuhl, Sessel o. Ä. umsetzen

Tab. 24: Aufstehen aus sitzender Position/Umsetzen

Fähigkeitsgrad	Definition des Fähigkeitsgrades
Unselbstständig:	»... muss gehoben oder getragen werden, Mithilfe ist nicht möglich.«
Überwiegend unselbstständig:	»Pflegeperson muss beim Aufstehen, Umsetzen (erheblichen) Kraftaufwand aufbringen (hochziehen, halten, stützen, heben). Die beeinträchtigte Person hilft jedoch in geringem Maße mit, kann z. B. kurzzeitig stehen.«
Überwiegend selbstständig:	»Die Person kann aus eigener Kraft aufstehen oder sich umsetzen, wenn sie eine Hand oder einen Arm gereicht bekommt.«

Fähigkeitsgrad	Definition des Fähigkeitsgrades
Selbstständig:	»... keine Personenhilfe, durchaus aber Nutzen von Hilfsmitteln zum Festhalten oder Hochziehen (z. B. Griffstangen)/sich selbst auf Tisch, Armlehnen oder sonstigen Gegenständen abstützen, um aufzustehen/mit Armkraft ohne personelle Hilfe selbst umsetzen (z. B. Bett - Rollstuhl, Rollstuhl - Toilette).«

Modul 1 – Mobilität und Beweglichkeit: Fortbewegen innerhalb des Wohnbereichs

Sich innerhalb des Wohnbereichs/zwischen den Zimmern sicher bewegen

Tab. 25: Fortbewegen innerhalb des Wohnbereichs

Fähigkeitsgrad	Definition des Fähigkeitsgrades
Unselbstständig:	»... muss getragen oder vollständig im Rollstuhl geschoben werden.«
Überwiegend selbstständig:	»... erforderlich ist etwa das Bereitstellen von Hilfsmitteln (z. B. Rollator oder Gehstock), Beobachtung aus Sicherheitsgründen oder gelegentliches Stützen, Unterhaken.«
Überwiegend unselbstständig:	»... kann nur wenige Schritte gehen oder sich mit dem Rollstuhl nur wenige Meter fortbewegen oder kann nur mit Stützung oder Festhalten einer Pflegeperson gehen. Auch wenn sich die Person darüber hinaus aus eigenem Willen in ihrer Wohnung krabbelnd oder robbend fortbewegen kann, ändert dies nichts an der Bewertung als ›überwiegend unselbständig‹.«
Selbstständig:	»... kann sich ohne Hilfe durch andere Personen fortbewegen. ... auch unter Nutzung von Hilfsmitteln.«

Modul 1 – Mobilität und Beweglichkeit: Treppensteigen, Überwinden von Treppen zwischen zwei Etagen

Tab. 26: Treppensteigen, Überwinden von Treppen zwischen zwei Etagen.

Fähigkeitsgrad	Definition des Fähigkeitsgrades
Selbstständig:	»Die Person kann ohne Hilfe durch andere Personen in aufrechter Position eine Treppe steigen.«
Überwiegend selbstständig:	»Die Person kann eine Treppe alleine steigen, benötigt aber Begleitung wegen eines Sturzrisikos.«
Überwiegend unselbstständig:	»Treppensteigen ist nur mit Stützen oder Festhalten der Person möglich.«
Unselbstständig:	»... muss getragen oder mit Hilfsmitteln transportiert werden, keine Eigenbeteiligung.«

Formulierungsbausteine für die Einschätzung oder Anamnese

Tab. 27: Formulierungsbausteine zur Einschätzung oder Anamnese

Verb: Fähigkeit	Zusatz	Kennzeichnung der Unfähigkeit	Zusatz	Tätigkeit	Auswirkung ggf.
• kann • ist • versteht • kennt • weiß	(sich)	• nicht • keine(n) xyz • gar/überhaupt nicht • nie, niemals • keinesfalls • in keiner Weise • zu keiner Zeit • unter keinen Umständen	• (allein) • (selbst) • (in der Lage)	Handlung	Folge
Kann...	sich...	nicht ...	allein ...	die Hose hochziehen.	Läuft mit dieser los und ist dadurch extrem sturzgefährdet
Weiß...	...	zu keiner Zeit...	...	Ort oder Situation einzuschätzen.	

4.5.2 Mobilität in den Qualitätsprüfungs-Richtlinien

Die Prüfung des Moduls »Mobilität« ist komplex. Wer bisher die Pflegevisite hinsichtlich Dekubitus-, Sturz- und Kontrakturenprophylaxe noch nicht unter dem Gesamtaspekt der Mobilitätsförderung erfasst hat, ist spätestens mit der neuen Qualitätsprüfung dazu aufgefordert. Ratsam ist also, den Expertenstandard »Erhaltung und Förderung der Mobilität« mit den Expertenstandards Dekubitus- und Sturzprophylaxe als Themenkomplex zu verstehen.

Um die Anforderungen anhand der QPR nach Themen geordnet überschaubar darzustellen, zeigen wir den Katalog bezogen auf die Mobilität, exemplarisch für die gesamte Qualitätsprüfung, in folgender Aufbereitung:

1. Begutachtungsinstrument/BI-Modul (sofern zutreffend), wie für die Indikatorenprüfung benötigt,
2. Informationserfassung vor Ort (anhand der Anlage 1 der QPR). Daneben immer die »Allgemeine Beschreibung« des zu prüfenden Umstands,
3. Aussagen zur Plausibilitätskontrolle,
4. Leitfragen zum hier behandelten Thema (aus der Anlage 4 der QPR) mit entsprechender Erläuterung,
5. Bewertungsschema zur Beurteilung von Auffälligkeiten und Defiziten

Berücksichtigung in der Einschätzung der Mobilität in der Indikatorenprüfung anhand des BI-Moduls 1:

Tab. 28: Mobilität im BI

	Modul 1: Mobilität (26–30)	0	1	2	3
BI-Modul	Positionswechsel im Bett				
	Halten einer stabilen Sitzposition				
	Umsetzen				
	Fortbewegen innerhalb des Wohnbereichs				
	Treppensteigen				
	0 = selbstständig; 1 = überwiegend selbstständig; 2 = überwiegend unselbstständig; 3 = unselbstständig				

Mobilität in der Qualitätsprüfung anhand QPR-Anlage 1:

Tab. 29: Mobilität in der QPR

	Informationserfassung		Allgemeine Beschreibung
QPR	Beeinträchtigungen		»Zu prüfen ist die Unterstützung der versorgten Person mit dem Ziel, • verlorene Selbstständigkeit bei der Fortbewegung und Einschränkungen der Bewegungsfähigkeit auszugleichen, • mit Mobilitätseinbußen assoziierte Gefährdungen zu vermeiden • sowie Mobilität zu erhalten und zu fördern.« QPR vollstationär, Anlage 1, S. 4
		Positionswechsel im Bett	
		Aufstehen	
		Halten einer stabilen Sitzposition	
		Stehen, Gehen, Balance	
		Treppensteigen	
		Beweglichkeit der Extremitäten	
		Kraft	
	Genutzte Hilfsmittel im Zusammenhang mit der Mobilität und der Lagerung		

Die Qualitätsprüfung prüft auf »bedarfsgerechte Unterstützung« und »zielgerichtete Maßnahmen zur Erhaltung und Förderung der Mobilität.«[30]

Fragen zur »Plausibilitätskontrolle«

1. Stehen die Angaben zur Mobilität in der Ergebniserfassung in Einklang mit den Informationen aus anderen Quellen?
2. Stehen die Angaben zu gravierenden Sturzfolgen in Einklang mit den Informationen aus anderen Quellen?[31]

[30] QPR vollstationär, Anlage 1, S. 3

[31] Ebd.

Tab. 30: Leitfragen

Leitfragen Mobilität QPR, Anlage 1, S. 4	aus der Erläuterung QPR, Anlage 4, S. 6	Dokumentation der Einrichtung
1. Entspricht die Unterstützung bei der Mobilität dem individuellen Bedarf der versorgten Person?	individuelle Maßnahmenplanung berücksichtigt die aktuellen Fähigkeiten und Beeinträchtigungen der Mobilität Verfügbarkeit benötigter Hilfsmittel, Unterstützung zur Nutzung, insofern nicht selbständig.	Maßnahmenplan zur • Mobilitätsförderung • Dekubitusprophylaxe • Kontrakturenprophylaxe
2. Erhält die versorgte Person, wenn sie es wünscht, Unterstützung für Aufenthalte im Freien?	Insofern keine Auskunft möglich: Erfolgt Einschätzung der betreffenden Bedürfnisse und entsprechende Maßnahmenplanung? Äußerungen nicht interpretierbar? Aufenthalt im Freien mehrfach wöchentlich ermöglicht?	Maßnahmenplan zur • Mobilitätsförderung • Freizeitgestaltung • Bericht: »Aufenthalt im Freien«
3. Wurden die vorliegenden Mobilitätsbeeinträchtigungen bei der Einschätzung gesundheitlicher Risiken berücksichtigt?	Pflegefachliche Einschätzung von Mobilitätseinschränkungen und einhergehender Risiken → Dekubitus, Sturz, Kontraktur, ggf. weitere.	Risikoeinschätzung
4. Entspricht die Unterstützung im Bereich der Mobilität den Erfordernissen, die aus der individuellen Risikosituation erwachsen?	Erfassung und Durchführung individueller Maßnahmen zur Dekubitus- und Sturz-, Kontrakturenprophylaxe, Berücksichtigung weiterer Gefährdungen, (z. B. respiratorische Probleme) und darauf bezogene Maßnahmen?	Maßnahmenplan, Bewegungsplan Dekubitus- und Sturz-, Kontrakturenprophylaxe Evaluation
5. Werden zielgerichtete Maßnahmen zur Erhaltung und Förderung der Mobilität durchgeführt, die auf die noch vorhandenen Fähigkeiten und Bedürfnisse der versorgten Person abgestimmt sind?	Maßnahmen sind geplant und werden mindestens zweimal wöchentlich durchgeführt. (nur relevant bei Personen, die noch über Ressourcen im Bereich der Mobilität verfügen und motiviert sind, Aktivitäten mit dem Ziel der Erhaltung von Mobilität durchzuführen.)	Maßnahmenplan zur Mobilitätsförderung Bewegungsplan Evaluation

4

Zusammenfassung der Kriterien für die Qualitätsprüfung

- Aktuelle Fähigkeiten und Beeinträchtigungen der Mobilität werden individuell in der Maßnahmenplanung berücksichtigt.
- Die Verfügbarkeit/erforderliche Unterstützung bei der Nutzung ggf. benötigter Hilfsmittel ist gewährleistet.
- Unterstützung für Aufenthalte im Freien wird mehrfach wöchentlich ermöglicht, falls Auskunft nicht möglich, erfolgt eine Einschätzung der Bedürfnisse und entsprechende Maßnahmenplanung.
- Mobilitätseinschränkungen/einhergehende Risiken (Dekubitus, Stürze, Funktionsbeeinträchtigung der Gelenke und ggf. weitere Risiken)
  - sind pflegefachlich eingeschätzt,
  - darauf bezogene Maßnahmen werden geplant und durchgeführt
- Maßnahmen der Mobilitätsförderung sind (sofern möglich und akzeptiert) geplant und werden mindestens zweimal wöchentlich durchgeführt.

Tab. 31: Bewertung und Erläuterungen

Bewertung		Erläuterung und Beispiel
A	Keine Auffälligkeiten	
B	Auffälligkeiten, die keine Risiken oder negativen Folgen für die versorgte Person erwarten lassen	Pflegedokumentation zu Mobilitätsbeeinträchtigungen unvollständig, aber Versorgung berücksichtigt alle Beeinträchtigungen und die aus ihnen resultierenden Risiken
C	Defizit mit Risiko negativer Folgen für die versorgte Person	Mobilitätsbeeinträchtigungen bei der Frage nach erhöhtem Sturz- oder Dekubitusrisiko unberücksichtigt vorhandene Möglichkeiten zur Verbesserung der Mobilität werden nicht erkannt oder nicht genutzt
D	Defizit mit eingetretenen negativen Folgen für die versorgte Person	keine ausreichende Unterstützung bei der Fortbewegung keine ausreichende Unterstützung bei der Nutzung von Hilfsmitteln zur Fortbewegung versorgte Person kann sich aufgrund fehlender Unterstützung nicht im Freien aufhalten, obwohl sie es möchte.

Anforderungen aus dem Expertenstandard zur Dekubitusprophylaxe
Risikoeinschätzung
- Screening (Ersteinschätzung) einschl. Hautinspektion,
- falls erforderlich: Differenzierte Risikoeinschätzung.

Maßnahmenplan und Durchführung, insofern erforderlich:
- Förderung der Eigenbewegung,
- Angemessene Körperpositionierung,
- »Freilage« besonders gefährdeter Körperstellen,
- Vermeidung/Reduktion therapiebedingter Einwirkung von Druck und Scherkräften, z. B. infolge von Zu- und Ableitungen, jeweils einschl. verwendeter Hilfsmittel,
- Hautpflege,
- Beratung/Information,
- Einbeziehung weiterer Beteiligter.

Anforderungen aus dem Expertenstandard zur Sturzprophylaxe[32]
Das Screening erfragt vier Personenbezogene Risikofaktoren:
- Sturz- und Frakturvorgeschichte
- Sturzangst
- Mobilitätsbeeinträchtigung (Kraft, Balance, Ausdauer und Beweglichkeit)
- kognitive Beeinträchtigung

[32] Vgl. DNQP (2022): Expertenstandard Sturzprophylaxe in der Pflege. 2. Akt. Osnabrück

Tab. 32: Assessment zur tiefergehenden Einschätzung berücksichtigt mindestens:

Personenbezogene Sturzrisikofaktoren	Medikationsbezogene Risikofaktoren	Umweltbezogene Risikofaktoren
• Sturz- und Frakturvorgeschichte • Sturzangst • Mobilitätsbeeinträchtigung (Kraft, Balance, Ausdauer und Beweglichkeit) • Beeinträchtigungen funktioneller Fähigkeiten, Gebrechlichkeit, Multimorbidität • kognitive Beeinträchtigung • Depressionen • Probleme mit der Urinausscheidung • Schmerzen • Diabetes mellitus • Ernährung (Risiko einer Mangelernährung, kalziumarme Diät, extrem hoher/niedriger BMI) • Sehbeeinträchtigung • orthostatische Hypotonie (Schwindel)	• psychotrope Medikamente (z. B. Antidepressiva, Neuroleptika, Sedativa/Hypnotika) • Androgenrezeptor-Inhibitoren (Prostata-Krebs) • Polypharmazie	• freiheitsentziehende Maßnahmen • Gefahren in der Umgebung • Inadäquates Schuhwerk

Maßnahmenplan und Durchführung, insofern erforderlich:

Einzelinterventionen

- Körperliches und motorisches Training
- Überprüfung und Anpassung des (Wohn-)Umfeldes
- Überprüfung und Anpassung der Medikation
- Überprüfung und Korrektur/Umgang mit Beeinträchtigung der Sehfunktion
- Vitamin D Supplementierung
- Niedrigbetten und Bettalarmsysteme (auch Identifikationsbänder)
- Hüftprotektoren sowie weitere Protektoren
- Podiatrische (podologische) Interventionen
- Technologiebasierte Interventionen

Multimodale Interventionsprogramme
»(...) in der Regel sind dies motorisches Training und weitere Komponenten in unterschiedlichen Kombinationen, z. B. Information, Schulung und Beratung, eine Überprüfung der Medikation, die Überprüfung von Gefahren in der Wohnumgebung und eine Hilfsmittelanpassung.«[33]

Anforderungen aus dem Expertenstandard zur Bewegungsförderung
Ermittlung, Einschätzung:

- Wünsche, Bedürfnisse,
- Aktueller Mobilitätsstatus pflegefachliche Einschätzung
  - Fortbewegungsfähigkeit/Selbstständigkeit,
  - Lagewechsel in liegender Position,
  - Halten einer aufrechten Sitzposition,
  - Transfer (aufstehen, sich hinsetzen, sich umsetzen),
  - Fortbewegung über kurze Strecken (Wohnräume),
  - Treppensteigen.
- Früherer Status der Mobilität:
  - **Individuelle körperliche Beeinträchtigungen und Ressourcen** (die individuelle Beweglichkeit signifikant einschränkende Symptome: z. B. Schmerzen, Funktionsbeeinträchtigungen, Adipositas),
  - **Individuelle kognitive und psychische Beeinträchtigungen und Ressourcen;** die für die Mobilität von Bedeutung sind:
    - (z. B. emotionale Situation, Selbststeuerungskompetenz).
- **Merkmale der materiellen und sozialen Umgebung**, die auf die individuelle Mobilität und ihre Entwicklung Einfluss ausüben
  - materielle Probleme und Ressourcen, Hilfsmittelnutzung, Hemmende/fördernde Beschaffenheit der räumlichen Umgebung, Einbeziehung von Bezugspersonen/Angehörigen.
- **Erkrankungen und aktuell durchgeführte therapeutische Maßnahmen**, denen ein besonderer Stellenwert für die individuelle Mobilität und ihre Entwicklung zukommt:
  - (z. B. pflegerische Bewegungskonzepte, physiotherapeutische oder auch medikamentöse Maßnahmen, mobilitätseinschränkende Nebenwirkungen von Medikamenten)

---

[33] Ebd., S. 37

Tab. 33: Mobilitätsgrade und Merkmale

Mobilitätsgrade	Merkmale
Mobilität außerhalb des Bettes	• selbstständiger Transfer, aktives Rollstuhlfahren bzw. Nutzung von Gehhilfen, Gehen in den Wohnräumen, Korridoren oder Etagen und Ausdauer. • Gefährdungen durch Teppiche, Gegenstände unter Kniehöhe, Schwellen oder kontrastarme Gegenstände • Gegenstände, die die Beweglichkeit im Raum unterstützen
Teilmobilität außerhalb des Bettes	• Einschätzung auf Transfer, Balance, Rumpfkontrolle, Stehen, Standsicherheit und Gehfähigkeit. • Teilaspekte wie Kraftreserve, Energie und Motivation, die für den Aufenthalt außerhalb des Bettes verfügbar sind
Weitgehende Immobilität	Identifizierung noch erhaltener Mikrobewegungen.

Abbildung der Mobilitätsentwicklung
Hinweise auf Beratungsbedarf des Pflegebedürftigen und seiner Angehörigen, Ansatzpunkte zur Mobilitätsförderung, die sich aus der Einschätzung ergeben (z. B. Fähigkeiten, die zielgerichtet trainiert werden könnten, Veränderungen der Umgebungsgestaltung, Hilfsmitteleinsatz).

Maßnahmenplan und Durchführung, insofern erforderlich:
Individuelle Maßnahmen zur Erhaltung und Förderung der Mobilität in enger Absprache mit und unter Berücksichtigung der bevorzugten Vorgehensweisen der pflegebedürftigen Person und gegebenenfalls ihrer Angehörigen.

- Einbeziehung weiterer Berufsgruppen
- Kontinuierliche Angebote zur Erhaltung und Förderung der Mobilität und deren Durchführung
  - alltagsintegrierte Maßnahmen,
  - Einzel- und Gruppenmaßnahmen.
- Angebote zur Anregung von Eigenbewegungen kontinuierlich, regelmäßig und individuell.
- Aktive Beteiligung statt passiver Mobilisation.
- Mobilitätsförderung z. B. Einübung des selbstständigen Transfers statt passiver Transfer vom Bett in den Stuhl.
- Förderung der Bewegungsfähigkeit durch Umfeldgestaltung.

Evaluationshinweise

- Belastungsniveau adäquat,
- Bedürfnissen des pflegebedürftigen Menschen entsprechend,
- problemangemessen, geeignet, vereinbarte Ziele zu erreichen,
- Erkennung anderer Faktoren/Ereignisse, die zu einer Veränderung der Mobilität geführt haben,
- Neueinschätzung des Mobilitätsstatus:
  - selbstständige Lagewechsel in liegender Position,
  - selbstständiges Halten einer aufrechten Sitzposition,
  - selbstständiger Transfer (aufstehen, sich hinsetzen, sich umsetzen),
  - selbstständige Fortbewegung über kurze Strecken (Wohnräume),
  - selbstständiges Treppensteigen.
- Ergebnisse der Evaluation in schriftlicher übersichtlicher, nachvollziehbarer Form:
  - aktueller Mobilitätsstatus,
  - Veränderungen der Mobilität seit der ersten Einschätzung und dem letzten Evaluierungszeitpunkt,
  - Plangemäße Durchführung der Maßnahmen,
  - Motivation des pflegebedürftigen Menschen,
  - Änderungsbedarf bei der Maßnahmenplanung,
  - Besonderheiten (z. B. veränderte gesundheitliche Situation).

4.6 Praxisbeispiel – Prüfung entlang der Ernährung in BI, QPR und Expertenstandard

Der nächste Abschnitt gibt Ihnen zunächst Einblicke in geforderte Indikatoren und das BI-Modul, die QPR-Anforderungen und anschließend Ausführungen zum geltenden diesbezüglichen Expertenstandard.

4.6.1 Körpergröße und Gewicht

Tab. 34: Körpergewicht

Körpergröße	cm
Aktuelles Körpergewicht	Kg, Datum der Gewichtserfassung
Seit letzter Ergebniserfassung	Gewichtsverlust: • durch medikamentöse Ausschwemmung • aufgrund ärztlich angeordneter oder ärztlich genehmigter Diät • Mindestens 10 Prozent während eines Krankenhausaufenthalts
	Aktuelles Gewicht liegt nicht vor: • aufgrund Entscheidung durch pflegebedürftige Person, Arzt, Angehörige/Betreuer kein Wiegen • Bewohner möchte nicht gewogen werden

4.6.2 Modul 4: Selbstversorgung (MuG, Indikatoren 42–44, 53–55)

Tab. 35: Modul 4: Selbstversorgung

<table>
<tr><td rowspan="8">BI-Modul</td><td>Künstliche Ernährung (über eine Sonde oder parenteral)</td><td colspan="4">ja, nein</td></tr>
<tr><td>Wenn ja: Umfang</td><td colspan="4">• nicht täglich
• nicht dauerhaft täglich, aber zusätzlich zur oralen Nahrungsaufnahme
• ausschließlich oder nahezu ausschließlich</td></tr>
<tr><td>Bedienung</td><td colspan="4">Selbstständig, mit Fremdhilfe</td></tr>
<tr><td></td><td>0</td><td>1</td><td>2</td><td>3</td></tr>
<tr><td>Mundgerechtes Zubereiten der Nahrung/Eingießen Getränke</td><td></td><td></td><td></td><td></td></tr>
<tr><td>Essen</td><td></td><td></td><td></td><td></td></tr>
<tr><td>Trinken</td><td></td><td></td><td></td><td></td></tr>
<tr><td>Ernährung parenteral oder über Sonde</td><td></td><td></td><td></td><td></td></tr>
</table>

Allgemeine Beschreibung

Zu prüfen ist die fachgerechte Unterstützung der versorgten Person bei der Ernährung und Flüssigkeitsversorgung. Dies schließt die Zusammenarbeit mit Ärztinnen und Ärzten und anderen Berufsgruppen, sofern diese sich an der Unterstützung der Ernährung und Flüssigkeitsversorgung der versorgten Person beteiligen, ein. Normativer Bezugspunkt für die Qualitätsbeurteilung ist der Expertenstandard »Ernährungsmanagement zur Sicherung und Förderung der oralen Ernährung in der Pflege« in der aktuellen Fassung.

Qualitätsaussage, QPR vollstationär

Die versorgte Person wird bedarfs- und bedürfnisgerecht ernährt. Eine ausreichende Flüssigkeitsaufnahme ist sichergestellt.

Informationserfassung, QPR vollstationär

- Gewicht: aktuell, vor 3 Monaten, vor 6 Monaten, Hinweise auf eine Gewichtsabnahme,
- Größe (in cm), aktueller BMI,
- Beeinträchtigung im Bereich Ernährung/Flüssigkeitsaufnahme (Beschreibung).

Plausibilitätskontrolle

Stehen die Angaben zum Gewicht und den Faktoren, die das Gewicht beeinflussen, in der Ergebniserfassung in Einklang mit den Informationen aus anderen Quellen?

Leitfragen Ernährung/Flüssigkeitsversorgung

Tab. 36: Leitfragen Ernährung/Flüssigkeitsversorgung

Leitfragen Ernährung/ Flüssigkeitsversorgung s. QPR vollstationär, Anlage 1, S. 7	Erläuterung s. QPR vollstationär, Anlage 4, S. 8
1. Sind die Ernährungssituation inkl. Flüssigkeitsversorgung der versorgten Person sowie ihre Selbständigkeit in diesem Bereich fachgerecht erfasst worden?	Ernährungssituation fachgerecht eingeschätzt: Anzeichen/Vorliegen etwaiger Mangelernährung/unzureichender Flüssigkeitsaufnahme (z. B. unauffällige, trockene Schleimhäute, stehende Hautfalten), Nahrungsmittelunverträglichkeiten sowie etwaiges Aspirationsrisiko
2. Erfolgt eine ausreichende, bedürfnisgerechte Unterstützung der versorgten Person bei der Nahrungs- und Flüssigkeitsaufnahme?	• individuelle Maßnahmenplanung berücksichtigt aktuelle Ernährungssituation (siehe 1) und wird entsprechend durchgeführt • Wünsche der versorgten Person werden ermittelt und bei der Durchführung von Maßnahmen berücksichtigt • Beobachtung der Entwicklung der Ernährungssituation, Kontakt zu behandelnder/m Ärztin/Arzt bei auffälligen Veränderungen
3. Werden erforderliche Hilfsmittel zur Unterstützung der Ernährung und Flüssigkeitsaufnahme fachgerecht eingesetzt?	Geeignete Hilfsmittel stehen zur Verfügung, entsprechend gilt: • Einschätzung der Ernährungssituation inkl. der Flüssigkeitsversorgung und einhergehenden Risiken • Hilfsmittel, soweit möglich, individuell angepasst • versorgte Person kann die Hilfsmittel jederzeit nutzen, ggf. mit Unterstützung durch eine Pflegekraft Prüfer machen sich ein eigenes Bild über das Vorhandensein, die Verfügbarkeit und den Einsatz der Hilfsmittel in Gespräch und Inaugenscheinnahme (Person, Zimmer).

Bewertung

Tab. 37: Bewertung und Erläuterung

Bewertung		Erläuterung und Beispiel s. QPR vollstationär, Anlage 1, S. 8
A	Keine Auffälligkeiten	
B	Auffälligkeiten, die keine Risiken oder negativen Folgen für die versorgte Person erwarten lassen	z. B. unterscheiden sich Aussagen der Pflegedokumentation von den tatsächlichen Beobachtungen, bei der Versorgung werden jedoch »alle Beeinträchtigungen und das daraus resultierende Risiko der Mangelernährung berücksichtigt«.*
C	Defizit mit Risiko negativer Folgen für die versorgte Person	• Fehlende angemessene Reaktion auf Hinweise von Ernährungs- oder Flüssigkeitsmangel. • Ernährung ist nicht abgestimmt auf die individuelle Problemlage.
D	Defizit mit eingetretenen negativen Folgen für die versorgte Person	Zum Beispiel • Mängel in der Ernährung und/oder Flüssigkeitsversorgung. • die versorgte Person zeigt Anzeichen einer Dehydration. • Ignorieren von persönlichen Wünschen. • »Ein unerwünschter, gesundheitlich relevanter Gewichtsverlust« liegt vor, »den die Einrichtung zu verantworten hat.«**

* QPR, Anlage 1, S. 8
** Ebd.

»Zu prüfen ist die fachgerechte Unterstützung der versorgten Person bei der Ernährung und Flüssigkeitsversorgung. Dies schließt die Zusammenarbeit mit Ärztinnen und Ärzten und anderen Berufsgruppen mit ein, sofern diese an der Unterstützung der Ernährung und Flüssigkeitsversorgung beteiligt sind. Normativer Bezugspunkt für die Qualitätsbeurteilung ist der Expertenstandard »Ernährungsmanagement zur Sicherung und Förderung der oralen Ernährung in der Pflege« in der aktuellen Fassung.«[34]

[34] QPR, Anlage 1, S. 7

Eine Gewichtsabnahme wird auf bekannte Ursachen untersucht und die ärztliche Begleitung/Einbeziehung erfragt.

Anforderungen aus dem Expertenstandard Ernährungsmanagement

Einschätzung: Gründe für zu geringe Nahrungs-/Flüssigkeitsaufnahme oder unbeabsichtigten Gewichtsverlust

- Körperlich-kognitiv bedingte Beeinträchtigung:
  - Kognitive Überforderung, Funktionseinschränkungen der Arme/Hände, Schlechter Zustand des Mundes, Beeinträchtigung der Kaufunktion Zahnprobleme, Schluckstörungen, Müdigkeit beim Essen/Trinken, Beeinträchtigung Seh-/Hörfähigkeit.
- Fehlende Lust, kein Appetit, Ablehnen von Speisen und Getränken:
  - Besondere psychische Belastung, Akute Krankheit, Bewegungsmangel, Immobilität, Wunsch nach verringerter Ausscheidung, Reduziertes Hunger-/Durstgefühl, Verdacht auf Medikamentennebenwirkungen, Auffallend reduzierter Geschmacks- und Geruchssinn, Keine ausreichende Info über Speisen/Getränke und ihre Zusammensetzung, Kulturelle, religiöse Gründe, Individuelle Abneigungen, Vorlieben, Gewohnheiten, Angst vor Unverträglichkeiten oder Allergien.
- Umgebungsfaktoren:
  - Situation als unangenehm empfunden, Inadäquate Essenszeiten, Unzureichendes Hilfsmittelangebot, Beeinträchtigte Beziehung zu Versorgungspersonen.
- Angebot von Speisen und Getränken:
  - Unzufriedenheit mit dem üblichen Angebot, Unangemessene Konsistenz, Nicht akzeptierte verordnete Diät, inadäquate Diät.
- Gründe für einen erhöhten Bedarf/Verlust an Energie, Nährstoffen, Flüssigkeit:
  - Krankheit (z. B. Fieber, Infekte, Tumor, Wunden, Dekubitus, psychischer Stress, Blutverlust, starkes Erbrechen, Anhaltende Durchfälle, Laxantien, Diuretika).[35]

---

[35] DNQP (2017): Expertenstandard zur Sicherung und Förderung der oralen Ernährung in der Pflege. Osnabrück, S. 26

Durchführung

- Systematische Einschätzung des Risikos einer Mangelernährung
- Screening (Ersteinschätzung):
  - Körpergewicht: aktuell, vor einem Monat/6 Monaten/1 Jahr und Körpergröße, BMI.
  - Risikoeinschätzung: Hinweise auf eine bestehende oder drohende Mangelernährung?
- Differenzierte Risikoeinschätzung
  - z. B. Ernährungsprotokoll, Ernährungsassessment (z. B. MNA, PEMU), Einbeziehung von Informationsquellen, Ernährungsbiografie.
- Einbeziehung beteiligter Berufsgruppen
  - Extern, intern.
- Unterstützung der Nahrungsaufnahme
  - Unterstützung Selbstbestimmung und Eigenaktivität,
  - Hilfeform, Darreichungsform,
  - Einsatz von angepassten, individuell ausgesuchten Hilfsmitteln,
  - motivierende Interaktions- und Umgebungsgestaltung.
- Darreichungsformen:
  - Konsistenz, Menge, Kau- und Schluckfähigkeit, Konturen, Farbe der Nahrung,
  - Fingerfood, Trinknahrung.

Speisen- und Getränkeangebot:

  - Individuell, Kulturell angepasst,
  - Hauptmahlzeiten, Zwischenmahlzeiten, Nachtmahlzeiten, Häufigkeit,
  - »Eat-by-walking«.
- Fachgerechte Unterstützung bei spezifischen Gesundheitsproblemen
  - Diagnosebezogen,
  - Beratung, Information, Einbeziehung der Angehörigen.
- Evaluation
  - Zeitraum, inhaltlich, dokumentiert.[36]

[36] Vgl. DNQP 2017

4.7 Die Prüflogik

4.7.1 Die Prüferperspektive vor Ort

In der Qualitätsprüfung wird möglichst nach objektiven Kriterien geprüft. In erster Linie zählt die Inaugenscheinnahme, also die unmittelbare Beobachtung durch den Prüfer. Im Fachgespräch mit der Pflegefachkraft werden die pflegerelevanten Aspekte erörtert. Ergeben sich hier aufgrund der Inaugenscheinnahme oder aufgrund von Differenzen zur Schilderung der Pflegenden dazu Fragen, Unklarheiten, Besonderheiten, tritt die Darstellung in der Dokumentation in den Vordergrund. Es gilt allerdings: *»Die Prüferinnen und Prüfer entscheiden nach eigenem Ermessen, welche Informationsquellen in welcher Reihenfolge genutzt werden.«* [37]

Info

Die Auditoren (Qualitätsprüfer) besuchen Sie im Auftrag der Pflegekassen in Ihrer Einrichtung mit der Aufgabe, sich davon zu überzeugen, ob die Ergebnisse der Indikatoren-gestützten Prüfung schlüssig sind und inwiefern Sie festgelegte Qualitätsnormen erfüllen.

Inaugenscheinnahme

Voraussetzung für die Einbeziehung in die Qualitätsprüfung ist das Einverständnis der pflegebedürftigen Person bzw. ihres gesetzlichen Vertreters. Nur sie erlaubt die »Inaugenscheinnahme des gesundheitlichen und pflegerischen Zustandes der versorgten Person«[38].

Mündliche Aussagen der Pflegefachkraft

»Dem Fachgespräch mit einer Mitarbeiterin oder einem Mitarbeiter der Einrichtung, der über die jeweilige versorgte Person differenziert Auskunft geben kann,

---

37 QPR vollstationär, S. 19

38 Ebd., S. 10

kommt ein hoher Stellenwert zu. Soweit nicht anders vermerkt, hat die fachlich schlüssige, mündliche Darstellung der Versorgung, der Bedarfskonstellation und anderer Sachverhalte einen ebenso hohen Stellenwert wie die schriftliche Dokumentation. Wichtig ist in diesem Zusammenhang, dass mündliche Schilderungen fachlich nachvollziehbar sind und ein in sich stimmiges Bild ergeben. Aussagen, die in sich nicht stimmig sind oder in Widerspruch zu anderen Informationen stehen, sind ebenso wenig nutzbar wie unzutreffende Angaben in der Pflegedokumentation. Ähnliches gilt für unklare oder abstrakte mündliche Mitteilungen.«[39]

Darstellung in der Dokumentation
Diese wird im Vergleich zur Art und Weise der Vorgängerprüfungen in geringerem Maße herangezogen, insbesondere bei Abweichungen vom Soll-Zustand. Allerdings beziehen sich die Schlussfolgerungen der Prüfer im Falle von »Abweichungen« zwar besonders auf die mündlichen Begründungen der Pflegefachkraft, doch bleibt der Stellenwert der Pflegedokumentation im Zweifelsfall erhalten, zumal die Gewichtung der einzelnen Informationsquellen den Prüfern obliegt (Der Prüfer hat das letzte Wort!).

»Die Prüferinnen und Prüfer entscheiden nach eigenem Ermessen, welche Informationsquellen in welcher Reihenfolge genutzt werden. Eine einseitig auf die Dokumentation ausgerichtete Prüfung ist zu vermeiden.«[40] *»Auskünfte der versorgten Person und fachlich plausible, nachvollziehbare Angaben der Mitarbeiterinnen und Mitarbeiter sind im Verhältnis zur schriftlichen Dokumentation nicht als nachgeordnet zu betrachten.«*[41]

Alltagsbeobachtungen in der Einrichtung
Bauliche Gestaltung, Licht, Geruch, Sound, Gespräche, Umgangsformen und Gesprächskultur, Hilfsmittelnutzung, technische Ausstattung, Informationswände, Nutzung von Räumen an der frischen Luft, etc.

Zuoberst stehen Fachlichkeit und Personenzentrierung. Diese zu ermitteln, setzt voraus, sie auf verschiedenen Ebenen von Qualität zu erkunden.

---

[39] Ebd., S. 20
[40] Ebd., S. 19
[41] Ebd.

4.7.2 Die Fachlichkeit

Qualitätsprüfung bedeutet Abgleich von Norm und Realität, Infragestellung der Übereinstimmung von Pflegeergebnissen anhand der Beobachtungen bei den Pflegebedürftigen mit dem aktuellem medizinisch-pflegerischem Kenntnisstand. Dabei berücksichtigen Prüfer die Aussagen der Pflegefachkraft, gestützt von Pflegedokumentation. Oberste Leitfragen sind:

- Ist ein Schaden entstanden?
  - Wenn ja, haben Sie alles in Ihrer Einwirkungsmöglichkeit Stehende getan, um diesen abzuwenden?
- Hätte ein Schaden entstehen können?
  - Wenn ja, wurden auslösende Faktoren erkannt und wird dem Risiko entsprechend individuell gehandelt?

4.7.3 Plausibilität

Die Qualitätsprüfung vor Ort erfolgt auf zwei Ebenen:

1. Auf Einrichtungsebene:
   Abgleich der zuvor eingegebenen Datensumme (Erhebungsreport) mit den Feststellungen vor Ort in der Einrichtung.
2. Auf individueller Ebene (Einzelfall):
   Abgleich (anhand von Stichproben) der zuvor eingegebenen Daten zur Person mit den Feststellungen vor Ort bei der pflegebedürftigen Person. Prüfung der individuellen Pflegequalität.

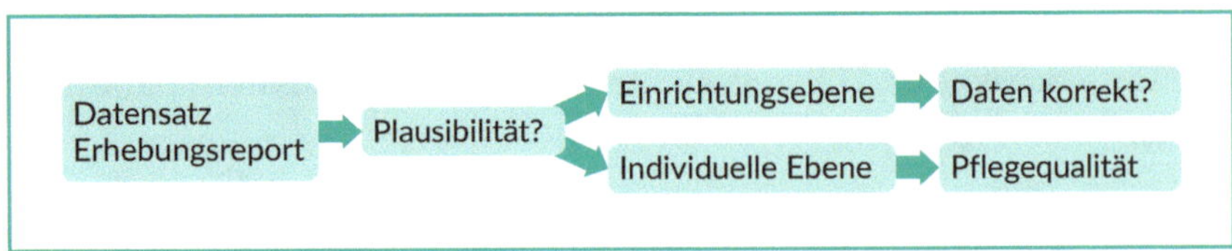

Abb. 4: Plausibilitätscheck.

Plausibilitätscheck Erhebungsreport
Ergibt die Sichtung des Erhebungsreports (Indikatoren) bei drei Personen der Stichprobenziehung Auffälligkeiten, wird die Stichprobe erweitert. Die Prüfung ermittelt auf Stimmigkeit der Eindeutigkeit und Vollständigkeit der Pseudonyme sowie der Ausschlusskriterien in Bezug auf den Erhebungsreport.

Plausibilitätscheck Einzelfall
Eine Plausibilitätsermittlung bezogen auf die pflegebedürftige Person geschieht *»durch Inaugenscheinnahme, durch Gespräche mit ihr oder den Pflegenden sowie durch die Hinzuziehung der Dokumentation.«*[42]

Sind die ermittelten Informationen mit den Angaben aus der Ergebniserfassung nicht in Einklang zu bringen, *»sollte zunächst versucht werden, diese Fragen im Gespräch mit Mitarbeiterinnen und Mitarbeitern der Einrichtung zu klären. Geben diese beispielsweise an, dass es zu einer gesundheitlichen Krise mit Auswirkungen auf die Mobilität gekommen ist, so müssten sich bestätigende Hinweise darauf auch in der Pflegedokumentation finden (z. B. Anpassung der Pflegeplanung, Pflegebericht).«*[43]

4.7.4 Praxisbeispiel: Der Prüfvorgang früher und heute

Um den Prüfvorgang zu verdeutlichen, ziehen wir beispielhaft folgende Frage aus der vorhergehenden Qualitätsprüfungs-Richtlinie nach der Erfüllung von Qualitätsanforderungen an die Körperpflege heran: »Ist die Körperpflege angemessen im Rahmen der Einwirkungsmöglichkeiten der stationären Pflegeeinrichtung?«

---

[42] QPR vollstationär, Anlage 6, S. 3
[43] AaO., S. 6

Wir gliedern die Frage in ihre zwei Bestandteile: Ist die Körperpflege
1. angemessen und
2. ist sie es im Rahmen der Einwirkungsmöglichkeiten der Einrichtung?

»Das Selbstbestimmungsrecht des Bewohners ist dabei ausschlaggebend. Der Nachweis des Kriteriums wird durch Inaugenscheinnahme und die Pflegedokumentation erbracht. Sofern Zweifel an der Beurteilung des Kriteriums bestehen, werden ergänzende Informationen des Pflegepersonals eingeholt.«[44]

1. **Ist die Körperpflege angemessen?**
   Bei einem einmaligen Besuch einer pflegebedürftigen Person kann die Prüfperson durch die Beobachtung von Haut, Hautfalten, Zwischenräumen, Bauchnabel, Haaren, Nägeln, einen gepflegten oder nicht angemessen gepflegten Zustand feststellen. Im Falle von Mängeln lautet die Antwort daher: »Nein«. Damit ist die Frage allerdings nicht abschließend beantwortet, sondern entscheidend wird nun der zweite Teil der Frage:

2. **Ist die Körperpflege angemessen im Rahmen der Einwirkungsmöglichkeiten der Einrichtung?**
   Welches sind die Einwirkungsmöglichkeiten der Einrichtung? Geht man von einer Pflegesituation aus, in der die pflegebedürftige Person sich auf die pflegerischen Maßnahmen nicht/schwer/manchmal/nur unter bestimmten Voraussetzungen auf Körperpflegemaßnahmen einlässt, ist eben diese Darstellung von Bedeutung.

Während die Qualitätsprüfung einerseits auf der Ebene der Pflegefachlichkeit nach Erklärungen für Abweichungen der tatsächlichen von fachlich allgemein zu erwartenden Pflegeergebnissen sucht, hinterfragt sie andererseits die Plausibilität bezüglich Individualität und Personenzentrierung in der Gestaltung des Alltags, der Pflegesituationen, der Lebensumstände.

---

[44] Qualitätsprüfungs-Richtlinien Transparenzvereinbarung, Grundlagen der Qualitätsprüfungen nach den §§ 114 ff. SGB XI, Teil 2 – Stationäre Pflege, Medizinischer Dienst des Spitzenverbandes Bund der Krankenkassen e. V. (MDS), Januar 2018; S. 115

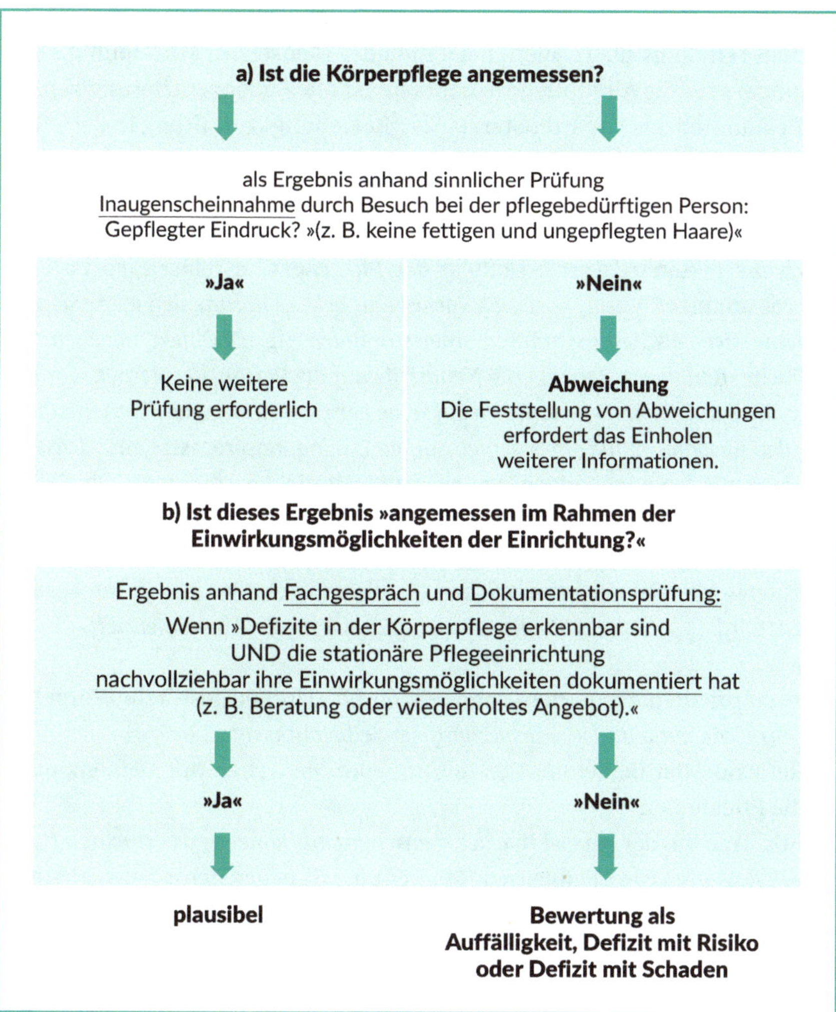

Abb. 5: Körperpflege angemessen oder nicht?

Individualität und Personzentrierung

1997 gab Tom Kitwood seinem Werk »Dementia Reconsidered« den Untertitel: »The Person Comes First« (»An erster Stelle kommt die Person«). Der Begriff der person-zentrierten Pflege hat sich mittlerweile in der Pflege von

Menschen mit Demenz etabliert, lässt sich aber auch auf alle Felder pflegerischen Handelns übertragen, bei denen der Mensch im Mittelpunkt steht. Besonders für die Altenpflege bedeutsam ist die Personzentrierung zentraler Bestandteil des Expertenstandards »Beziehungsgestaltung in der Pflege von Menschen mit Demenz«.

Auf dessen erster Ergebnisebene lesen wir: »*Der Mensch mit Demenz wird durch die person-zentrierte Haltung der Pflegenden in seiner Einzigartigkeit wahrgenommen*«[45] und: »*(...) von vornherein geht es darum, den Menschen mit Demenz nicht als Repräsentanten einer störenden Art, als Objekt zu sehen, (...). Vielmehr steht von Anfang an die Neugierde auf die Person, der Respekt vor dem Menschen und die Bereitschaft, sich auf seine Lebenswelt kommunikativ einzulassen, den Ausgangspunkt eines gemeinsamen Erkundungsprozesses, möglichst zusammen mit den Angehörigen bzw. relevanten Beziehungspersonen, dar. Er wird in seiner Eigenart angenommen, unabhängig davon, ob er Beziehungsangebote zunächst nicht, nur teilweise oder gar nicht annimmt. Er bleibt eine Person, ein geachtetes Mitglied der menschlichen Gesellschaft, dem Vertrauen entgegengebracht wird. (...) Die individuellen Beziehungsbedarfe sind dokumentiert.*«[46]

Dazu empfiehlt die Expertengruppe ein durch Kriterien gestütztes Vorgehen:

- »*Ermöglichung und Wertschätzung der Selbstauskunft (...)*«[47]
- Reflexion der Beziehungsgestaltung zum Menschen mit Demenz durch die Pflegenden
- »*Die Welt aus der Perspektive des Menschen mit Demenz zu betrachten (...)*«[48]
- »*Reflektieren von Gefühlen der Kohärenz aus Sicht der Menschen mit Demenz (...)*«[49]

»*Grundlage für eine und person-zentrierte Pflege ist damit die Abkehr von einer verrichtungs- oder funktionsbezogenen Pflege, die auf das Modell der Kompensation für einzelne, kleinteilige Handlungsschritte (z. B. Anziehen oder Essen*

---

[45] DNQP (2018): Expertenstandard Beziehungsgestaltung in der Pflege von Menschen mit Demenz. Osnabrück, S. 38

[46] Ebd., S. 38

[47] Ebd., S. 38

[48] Ebd., S. 38

[49] Ebd., S. 38

4

reichen) ausgelegt ist. Das impliziert, dass Pflege sich nicht nur an den objektiven Bedarfen, sondern auch an den subjektiven Bedürfnissen der Menschen mit Demenz und ihrer Familien zu orientieren hat und diese dabei ermutigt, partizipativ ihre Vorstellungen gegenüber dem Versorgungssystem einzubringen. (...) Pflegende müssen daher grundsätzlich funktionale Aufgaben in Beziehungshandeln einbetten. (...).

(...) Eine als gut zu bezeichnende Pflege von Menschen mit Demenz besteht also im Wesentlichen aus einer Reihe qualitativ hochwertiger Interaktionen, die den Betroffenen in dem Gefühl bestärken, gehört, verstanden und angenommen zu werden und weniger aus ›störungsfreien‹ Abläufen der jeweiligen Pflegeeinheit (...). Zu den Voraussetzungen gelingender Interaktionen gehören der Respekt und die Anerkennung seiner Einzigartigkeit als Mensch (...).«[50]

»Wenn Pflegende im Stande sind, einen Perspektivenwechsel vorzunehmen und die Welt aus der Sicht des Menschen mit Demenz betrachten können, erhöht das die Chance auf den Aufbau einer tragfähigen Beziehung. Dafür bedarf es in Ergänzung zur verbalen auch der non-verbalen Kommunikation. Damit ist beispielsweise gemeint, sich auf den Körperausdruck eines Menschen einzulassen, in gegenseitige leibliche Resonanz zu kommen, um nachvollziehen zu können, in welcher Gemütslage sich das Gegenüber befindet, auch wenn die Person sich nicht äußern kann. So können vielleicht Ängste, Wünsche oder auch Anzeichen von Schmerzen dem leiblichen Ausdruck von Unruhe, Agitation oder gar Aggression entnommen werden, dass damit seinen pauschalen Charakter als störendes Verhalten verliert.«[51]

Personenzentrierung aus der Prüferperspektive auf eher körperlicher Ebene

- Wirksamkeit von Maßnahmen bezüglich körperlicher Symptome.
- Beeinflussung eines Krankheitsverlaufs durch pflegerische, medizinische und therapeutische Maßnahmen (z. B. in Bezug auf Mobilität, Wundverlauf, Schluckfähigkeit, Schmerz, Juckreiz, Infektion etc.), Auswirkungen prophylaktischen Handelns.

[50] AaO., S. 32 f.
[51] Ebd.

Beispiel Die Pflegefachkraft berichtet

- »Bei Herrn Kaminski verwenden wir zur Körperpflege Kernseife. Er war früher im Bergbau tätig, in seiner demenziellen Veränderung kann er Seifenlotion nicht mehr als Körperpflegemittel erkennen. Er wäscht sie nur von den Händen ab. Wenn er das Seifenstück in der Hand hält, führt er den Waschvorgang automatisch selbst durch.«
- »Frau Kaspers war zuvor extrem unruhig und unsicher auf den Beinen unterwegs. Durch den Einsatz des Gehwagens ist ihre Mobilität sicher gewährleistet. Zudem haben sich die Selbstständigkeit und der Aktionsradius vergrößert.«
- »Bei Herrn Lieberknecht geht es in der Kontrakturenprophylaxe besonders um die Eigenheiten seiner Körperhaltung. Er kann sich nicht mit Worten mitteilen und lässt aufgrund seiner kognitiven Veränderungen keine eindeutigen Signale erkennen, wie es genau sein soll. Wir müssen also seine persönlichen Empfindungsgewohnheiten bei der Einnahme von Positionen oder bei der Durchführung von Bewegungsabläufen berücksichtigen. Wir haben in einer Fallbesprechung über Verhaltensweisen wie Ent-Lagerung oder Ablehnung gesprochen und dann mal anders formuliert: »Was braucht Herr Lieberknecht genau?« Und so haben wir beobachtet, ob er eine Position akzeptiert oder nicht. Und so können wir durch ein anderes Kissen, etwas mehr Beugehaltung oder weniger steile Seitenlage eine entspanntere Haltung erzeugen.«

Personzentrierung aus der Prüferperspektive auf eher psychosozialer und emotionaler Ebene

- Bedürfnisorientierung
- Zufriedenheit und Wohlbefinden
- Integriert Sein
- Kontakte/Beziehungen leben

Bedürfnisorientierung

Bedürfnisse existieren für uns Menschen auf allen Ebenen des Seins. Körperlich kennen wir das Bedürfnis nach Atemluft, Flüssigkeit, Nahrung, Ausscheidung, Temperaturausgleich oder Bewegung, psychisch-sozial Bedürfnisse nach Kontakt, Nähe/Distanz, Zugehörigkeit, Gemeinschaft und viele weitere, spirituell besonders solche nach geistiger Erfahrung, innerer Einkehr, Entwicklung und Sinn. Marshall B. Rosenberg nennt Bedürfnisse unsere Lebensmotivation.

Definition **Bedürfnisse**

*»Bedürfnisse (...) können als Ressourcen aufgefasst werden, die das Leben bereithält, um sich selbst zu erhalten. Zum Beispiel hängt unser physisches Wohlergehen davon ab, dass unsere Bedürfnisse nach Luft, Ruhe und Essen erfüllt werden. Unser psychisches und spirituelles Wohlergehen wird verbessert, wenn unsere Bedürfnisse nach Verständnis, Unterstützung, Ehrlichkeit und Sinnhaftigkeit erfüllt werden.«**

* Rosenberg MB (2013): Das können wir klären. 3. Aufl. Junfermann, Paderborn, S. 9

Zufriedenheit und Wohlbefinden

Zufriedenheit entsteht aufgrund einer persönlichen Beurteilung, Wohlbefinden hingegen resultiert aus unmittelbarer Wahrnehmung, körperlichen Empfindungen und emotionalen Gefühlen. Insofern kann (aus altenpflegerischer Sicht bedeutsam) die pflegebedürftige Person durchaus Lebenszufriedenheit äußern, da sie sich in einem erfüllten Lebenszusammenhang erlebt und sich gleichzeitig aufgrund schmerzhafter Zustände oder Belastung durch Mitbewohner unwohl fühlen. Oder andererseits als eher unzufrieden mit dem eigenen Lebensverlauf, aber Wohlbefinden erlebend im Hier und Jetzt des Duschens, einer persönlichen Zuwendung oder Gruppenaktivität.

Definition **Zufriedenheit und Wohlbefinden**

Da die Begriffe Zufriedenheit und Wohlbefinden häufig gleichbedeutend verwendet werden, hier aus Gründen der Bedeutsamkeit für Personzentriertes Handeln eine kurze Ausführung zur Unterscheidung:

Schläpfer und Fichter unterscheiden Konzepte Zufriedenheit und Wohlbefinden auf bemerkenswerte Art und Weise: *»Was macht Menschen glücklich? Damit befasst sich die psychologische Glücksforschung. Dabei sind zwei Konzepte von Glück besonders wichtig. Glück im Sinn von Lebenszufriedenheit bezieht sich auf die kognitive Beurteilung des eigenen Lebens. Das zweite wichtige Konzept von Glück ist das Wohlbefinden, im Sinne des aktuell erlebten emotionalen Empfindens. Kahnemann und Deaton (2010) umschreiben emotionales Wohlbefinden als »die emotionale Qualität der alltäglichen Erfahrungen – die Häufigkeit und Intensität der Erfahrungen von Freude, Stress, Traurigkeit, Ärger und Zuneigung, die einen Tag erfreulich oder unerfreulich machen.«**

* Fichter C (2018): Wirtschaftspsychologie für Bachelor. Springer, Heidelberg, S. 270

»Wie zu erwarten ist, stehen Lebenszufriedenheit und emotionales Wohlbefinden in Bezug zu den individuellen Lebensumständen – aber auf unterschiedliche Weise. In der bis heute wohl umfangreichsten Studie korrelierten Einkommen und Ausbildung stärker mit der Lebenszufriedenheit, während Gesundheit, Einsamkeit und Rauchen stärker mit dem emotionalen Wohlbefinden in Beziehung standen (Kahnemann & Deaton 2010). Eine Veränderung der Lebensumstände, wie z. B. ein Karriereschritt kann somit beispielweise die Einschätzung der Lebenszufriedenheit erhöhen, ohne das emotionale Wohlbefinden zu verbessern. Dies könnte damit zusammenhängen, dass nach einem Karriereschritt weniger Zeit bleibt, etwa für die Pflege von Freundschaften, Hobbies und für andere Tätigkeiten bei denen das emotionale Wohlbefinden besonders hoch ist.«[52]

---

[52] Fichter C (Hrsg.) (2018): Wirtschaftspsychologie für Bachelor. Springer Verlag, Heidelberg, S. 271

Integriert-Sein

Definition **Integration**

Unter dem Stichwort »Integration« nennt der Duden, das Standardwerk für die Erläuterung von Wortbedeutungen, »*1. Vervollständigung, 2. (...) Einbeziehung, Eingliederung in ein größeres Ganzes, 3. Verbindung einer Vielheit von einzelnen Personen oder Gruppen zu einer gesellschaftlichen und kulturellen Einheit (...).*«

* Duden, https://www.duden.de/rechtschreibung/Integration, Zugriff: 15.04.2019

Der Duden hebt hier einerseits mit dem Begriff »Vervollständigung« die individuelle Bedeutung von Integration hervor. Individuelle Integration geschieht zum Beispiel durch Verinnerlichung eines neuen Bewegungsablaufs aber auch durch z. B. Trauern oder inneres Annehmen eines »So-ist-es-Zustandes«. Gleichzeitig zeigt die Definition die Wichtigkeit von Zugehörigkeit in einen zwischenmenschlichen und soziokulturellen Rahmen.

Integration benötigt Identitätserleben. Personzentriertes Handeln begibt sich immer auf die Suche der Ermöglichung von Identitätserleben. Identität beinhaltet im Wort das »Identische«, sich mit jemandem oder etwas gleich erleben. Individuelles Identitätserleben geschieht durch die Integration von *»Eigenschaften, Fähigkeiten, Fertigkeiten und Kenntnissen«* in das Selbstbild der Person. Der Prozess der fortlaufenden Identitätsentwicklung ist geprägt *»durch die Mitgliedschaften in Gruppen und die Übernahme sozialer Rollen«. Im Laufe seines Lebens macht der Mensch immer wieder die Erfahrung, eine gleich bleibende Einheit zu sein.«*[53]

In der Soziologie gibt es eine Reihe von Identitätskonzepten. Im Folgenden beziehen wir uns auf Stanjek, der Identität in drei (vier) Kategorien beschreibt:

[53] Stanjek K (2017): Altenpflege konkret, Sozialwissenschaften. Vincentz, Hannover, S. 123

Persönliche Identität

- Geschlechteridentität
- Altersidentität
- Körperidentität

Soziale Identität

- Rollenübernahme

Kulturelle Identität

- Sprache
- Sitten/Gebräuche
- Musik
- Literatur
- Bauweise
- Religion

Berufsidentität
als Ausdruck persönlicher, sozialer und kultureller Identität im Zusammenhang mit der Berufsrolle

Identitätserleben ist unmittelbar an das Wohlbefinden gekoppelt. Insofern bedeutet Integration immer einen erneuten Prozess, mit veränderten Lebensbedingungen umzugehen.[54]

Definition **Integriert Sein**

Im Rückgriff auf das Mitte der 2000er Jahre ausgearbeitete Referenzmodell lässt sich der Grad des Integriert-Seins an folgenden Markern (mindestens) erfragen:

- *»Privatsphäre (z. B. Anklopfen der Mitarbeiter)*
- *Entscheidungsautonomie (z. B. Auswahl der Kleidung)*
- *Selbständigkeit (z. B. Motivation, Anleitung zur Körperpflege)*

[54] Vgl. ebd.

- *Informationsbedarf (z. B. Besuchsmöglichkeiten, Haustiere)*
- *Soziale Kontakte (z. B. Kontakt zu Mitbewohnern oder Personen außerhalb der Einrichtung)*
- *Angebote (z. B. Gruppenangebote, Einzelangebote)*
- *Tagesstrukturierung*
- *Pflegerische Versorgung (z. B. Berücksichtigung von Wünschen, Einbeziehung in die Pflegeplanung)*
- *Hauswirtschaftliche Versorgung(z. B. Speisen und Getränke, Wäsche, Reinigung).«**

* Korte-Pötters U, Wingenfeld K, Heitmann D (2007): Konzepte zur Sicherstellung der Versorgungsqualität in vollstationären Pflegeeinrichtungen. In: Ministerium für Arbeit, Gesundheit und Soziales des Landes Nordrhein-Westfalen (MAGS) (Hrsg.): Referenzmodelle. Qualitätsverbesserung in der vollstationären Pflege – Leitfaden zur praktischen Umsetzung des Referenzkonzepts. Heft 5, Teil A. Düsseldorf: MAGS NRW, S. 174,

Kontakte/Beziehungen leben

Nehmen wir den Ausdruck »Kontakt« wörtlich, wird daraus zu Deutsch »mit Berührung«, denn lateinisch »con« steht für »mit« und »taktil« stammt von »tangere«, lat. »berühren«. Das Taktile kennen wir als Berührungsreiz, kennen sogar das Taktgefühl als eine Bezeichnung für die Fähigkeit, angemessenes Verhalten an den Tag zu legen, musikalisch gesprochen: eine Fähigkeit, die den Rhythmus des Miteinanders prägt und die Qualität der Beziehung begründet.

Beziehungsqualität *»kann gemäß der Berliner Altersstudie in folgende drei Bereiche eingeordnet werden:*

1. *soziale Unterstützung*
2. *soziales Beisammensein*
3. *Zärtlichkeit (...)«*[55]

[55] Clees J (o. J.): Soziale Kontakte im Alter Perspektiven und Herausforderungen, S. 2. Im Internet: https://www.vbs.eu/de/arbeitsgemeinschaften/vbs-ag-rehabilitation-und-gesellschaftliche-teilhabe-sehbehinderter-und-blinder-seniorinnen-und-senioren/vergangene-tagungen/#:~:text=J%C3%B6rg%20Clees%3A%20Soziale%20Kontakte%20im%20Alter

Definition **Kontakte/Beziehungen leben**

Kontakte/Beziehungen leben im Sinne des Prüfkatalogs: »*Bestehende Kontakte zu Freundinnen bzw. Freunden, Bekannten, Nachbarinnen bzw. Nachbarn aufrechterhalten, beenden oder zeitweise ablehnen. Dazu gehört auch die Fähigkeit, mit technischen Kommunikationsmitteln wie Telefon umgehen zu können, z. B. Besuche verabreden oder Telefon-, Brief- oder Mail-Kontakte.*«*

* Anlage 3 der Maßstäbe und Grundsätze für die Qualität, die Qualitätssicherung und -darstellung sowie für die Entwicklung eines einrichtungsinternen Qualitätsmanagements nach § 113 SGB XI in der vollstationären Pflege, S. 53

Personzentrierung erfährt die prüfende Person, wenn die Dimensionen Bedürfnisorientierung, Zufriedenheit und Wohlbefinden, Integriert Sein und Kontakte/Beziehungen leben in alltäglichen Zusammenhängen und anhand der Schilderungen der Fachkraft erkennbar sind.

4.8 Das Fachgespräch zwischen Prüfer und Fachkraft

Die wichtigsten Personen in der Qualitätsprüfung sind die Pflegefachkräfte. Sie sind die agierenden Personen im Pflegeprozess. Sie erzielen die Ergebnisse, an denen die Einrichtung gemessen wird. Sie berichten den Prüfern über das warum, was und wie mit welchem Ergebnis. Und sie sind die Geschichtsschreiber, auf deren Worte man im Zweifelsfall zurückgreift, um eine Wahrheit zu beweisen. Doch sind die Fachkräfte ein paar rhetorischen Fallstricken ausgesetzt, mit denen wir uns einen Moment beschäftigen:

- dem »Warum«-Hinterhalt
- der »Aber«-Falle

4.8.1 Rechnen Sie mit dem »Warum«-Hinterhalt!

Sie haben eine leere Tasse einfach auf die Fensterbank gestellt. Jemand fragt: »Warum stellst Du die Tasse denn da hin?« In Ihnen regt sich ein kleines Schuldgefühl, die Vermutung, nicht richtig gehandelt zu haben. Was Sie spüren, ist Verunsicherung, die sich in anderen Situationen bis zur Angst steigern könnte.

Die Warum-Frage löst Rechtfertigungsszenarien aus! Was Sie dann brauchen, ist Versachlichung und einen inneren Leitfaden für das Gespräch. Ersteres kühlt Sie ab, Letzterer verschafft Ihnen Sicherheit. Bei dem Tassenbeispiel mündet das vielleicht in eine Gegenfrage: »Hättest Du es gern, dass ich die Tasse direkt in die Spülmaschine räume?«

4.8.2 Erwarten Sie die »Aber-Falle«

Sie haben im Keller aufgeräumt. Von Ihrem Partner/Ihrer Partnerin hören Sie den Satz: »Aber der Eimer steht immer noch da.« In einer solchen Situation haben Sie die Möglichkeit, in die »Aber-Falle« zu tappen, dem aufkommenden Ärger zu folgen und etwas Unüberlegtes zu sagen oder zunächst einmal zu atmen. Übertragen auf zwei Gesprächsvarianten in der Qualitätsprüfung könnte es sich so abspielen.

Beispiel **Antworten ohne nachzudenken...**

Prüfer: »Bei der Inaugenscheinnahme von Frau Ludwig ist mir aufgefallen, dass sie sehr starken Bartwuchs hat, aber vermutlich seit mehreren Tagen nicht rasiert wurde. Können Sie mir sagen, warum das so ist?«
Pflegefachkraft: »Ja, die wehrt sich immer. Wenn wir die fertig machen, dann schlägt die um sich. Dann schaffen wir das nicht.«

Tatsächlich hören Prüfer solche Antworten ... Die Pflegefachkraft antwortet ausschließlich aus ihrer persönlichen Betroffenheit und rechtfertigt ihre Handlung bzw. in diesem Fall eine Unterlassung.

Beispiel **Sachlich geblieben!**

Prüfer: »Bei der Inaugenscheinnahme von Frau Ludwig ist mir aufgefallen, dass sie sehr starken Bartwuchs hat und vermutlich seit mehreren Tagen nicht rasiert wurde. Können Sie mir sagen, warum das so ist?«
Pflegefachkraft: »Frau Ludwig lebt schon seit einigen Jahren in unserer Einrichtung. Tatsächlich war ihr früher nichts wichtiger als ein gut rasierter Damenbart. Mit fortschreitender Demenz hat sich das aber sehr gewandelt. Meistens lässt sie das Rasieren nicht zu. Wir versuchen es mit Schokolade, auch mehrmals am Tag. Mit Schokolade klappt es manchmal, aber, wie Sie sehen, hatten wir jetzt schon seit mehreren Tagen keinen Erfolg. Es ist aber auch so, dass sie mittlerweile deswegen nicht mehr unzufrieden wirkt. Da ist es uns lieber, sie hat ihren Frieden, als dass sie sich mit uns auseinandersetzen muss.«

Hier weiß die Pflegefachkraft, dass es bei Fachlichkeit um die Darlegung des Grundes, des darauf bezogenen Handelns und des erzielten Ergebnisses geht.

In beiden Fällen lassen die Worte der Fachkräfte Rückschlüsse auf ihr Menschenbild, Pflegeverständnis und Fachlichkeit hinsichtlich des Umgangs mit Menschen mit Demenz in verschiedene Richtungen zu.

Vermutlich werden Prüfer in beiden Fällen die Dokumentation hinsichtlich Erfassung der Vorlieben, Gewohnheiten und Abneigungen, der Maßnahmenplanung, der Berichterstattung und der Einbeziehung von Angehörigen in Teile der körperbezogenen Pflege heranziehen und auf Stimmigkeit zur Beobachtung und Aussage der Fachkräfte hinterfragen.

Tipp

Trainieren Sie das Fachgespräch zwischen Prüfer und Pflegefachkraft im Rahmen der Pflegevisite! Setzen Sie »Warum-Hinterhalte« und »Aber-Fallen« bewusst ein, um den Umgang mit solcher Fragestellung zu trainieren:
»Nun haben Sie mir ja erklärt, dass Sie Frau Sonsbeck wöchentlich wiegen, aber warum nimmt Sie dann weiterhin ab?«
»Warum haben Sie denn Herrn Kohl sturzgefährdet eingeschätzt, wenn er doch einen Rollator benutzt?«
»Aber im Pflegebericht kann ICH dazu nichts finden!?«

4.9 Die Simulation der Qualitätsprüfung

Info

Die Simulation der Qualitätsprüfung ist eine besondere Form der Pflegevisite.

Wir wünschen Ihnen, dass es Ihnen mittels Personalplanung und -führung gelingt, auch »gute Zeiten« zu erleben. Solche Zeiten eignen sich für die »Kür«. Führungspersonen nehmen sich mit ca. zwei Pflegefachkräften pro Woche eine Prüfungssimulation zur Darstellung der Fachlichkeit vor. Die Simulation kann eine ganze Prüfung oder Teilaspekte beinhalten. Ziel ist, dass dies mindestens einmal jährlich mit jeder Fachkraft gelingt. Je öfter Sie dieses Prozedere »durchspielen«, werden der Fachkraft vorbereitende Arbeiten übertragen. Das vorzubereitende Material besteht aus

- Leitfragen aus QPR, Anlage 1 (zutreffende Seiten)
- BRi, BI (zutreffende Definitionen)
- ggf. einrichtungsinternen Standard
- Pflegedokumentation

Auch eine kollegiale Visite ist denkbar.

4.9.1 Ein Simulationsbeispiel (Auszüge)

Im Folgenden erleben wir Pflegedienstleitung Monika und Pflegefachkraft Özlem auszugsweise in der Prüfungssimulation für Frau Weißgerber. Özlem ist erstmals in die Vorgehensweise einbezogen. Nach einer Erläuterung, wie die Vorgehensweise sein wird, tragen die beiden gemeinsam Auskünfte zu den Stammdaten zusammen; checken, ob es um Kurzzeit- oder Langzeitpflege geht und registrieren Krankenhausaufenthalte.

Tab. 38: Die Simulation einer Prüfung

Person	Gespräch	Bemerkung
Monika PDL	»Özlem, bitte erzählen Sie doch mal über Frau Weißgerbers Tagesablauf.«	Beweisen des Sich-Auskennens, freie Erzählung. Mögliche offene Themen hören.
Özlem PFK	»Einfach so den Tagesablauf? Ja ..., Frau Weißgerber schläft gern lang. Meistes bis nach 09:00 Uhr morgens. Leider kann sie sich ja nicht selbst bemerkbar machen, weil sie mit ihren Einschränkungen die Schelle nicht bedienen kann. Daher schauen wir morgens immer mal wieder leise herein. Wenn sie dann wach ist, möchte sie immer, dass alles ganz schnell geht.«	
Der Bericht erstreckt sich vom Morgen über den Tag bis zum Abend. Özlem zeigt Kenntnisse über Vorlieben, Abneigungen, Gewohnheiten, Fähigkeiten, Launen, Bekanntschaften und vieles Weitere mehr.		Innerlich sortieren, was habe ich schon gehört, was ist nachzufragen?
Monika	»Vielen Dank bis dahin. Sie scheinen viel über Frau Weißgerber zu wissen. Können Sie auch etwas über die Nacht erzählen?«	Rückmeldung, Weiterführung

Person	Gespräch	Bemerkung
Özlem	»Oh je, nein, in der Nacht habe ich hier noch gar nicht gearbeitet.«	Sorgen über Versäumnisse in Sachfragen wandeln
Monika	»Haben Sie eine Idee, wie wir dennoch an eine Auskunft kommen?«	
Özlem	»Die Dokumentation?«	
Monika	»Sollen wir Frau Weißgeber erst mal selbst fragen?«	
Özlem	»Ja, sicher. Im Augenblick hat sie aber wahrscheinlich Besuch. Um 11:00 Uhr ist immer ihr Mann da.«	
Monika	»Wenn es den beiden Recht ist, wäre das ja vielleicht eine gute Gelegenheit, etwas über das ein oder andere zu erfahren, wie die beiden es erleben, was meinen Sie?«	Besuch bei der Person, um die es geht
Der Besuch findet spontan statt. Es gibt viele Informationen zu unterschiedlichen Themen, auch zwei Klärungsfragen. Dazu zählt die nächtliche Versorgung. Monika nimmt währenddessen still das Zimmer, die Hilfsmittel und die Liegeposition der Bewohnerin in den Blick. Anschließend begeben sich Özlem und Monika wieder ins Zweiergespräch.		
Monika	»Und – was meinen Sie, wäre wichtig in Bezug auf die nächtliche Versorgung zu klären?«	Wiederaufnahme noch nicht beendeter Gesprächspunkte.
Özlem	»Mir war das nicht klar, dass Frau Weißgerber nachts Angst hat, weil sie sich nicht melden kann. Morgens ist das nie Thema gewesen.«	
Monika	»Schauen wir jetzt mal in die Dokumentation?«	Überleitung zur Dokumentationssichtung
Die Durchsicht ergibt leider nichts von Belang zu dieser Frage. Monika notiert sich entsprechende Aufgaben für die nächtliche Versorgung bei Frau Weißgerber, u. a. die technische Ausstattung, aber auch insgesamt.		

Person	Gespräch	Bemerkung
Monika	»Ich würde dem Thema gern später noch mal nachgehen, für uns jetzt aber erst mal weitermachen, o.k.? Wissen Sie etwas über Frau Weißgerbers Biografie?«	Abgleich mündlicher Bericht – schriftliche Darstellung Raum geben für Souveränität
	Özlem berichtet nun von bestimmten persönlichen Wichtigkeiten. Im Weiteren werden pflegerelevante Diagnosen, die soziale Lebenssituation, Kommunikationslage, Einbeziehung und Selbstbestimmung thematisiert.	
Monika	»Es handelt sich bei Frau Weißgerber ja um eine ziemlich komplexe Pflegesituation, wer macht für sie und mit ihr eigentlich was?«	Gesprächsausrichtung auf Maßnahmen und damit auf die Umsetzung des bisher Erörterten in Handlungen
Özlem	»Hm, da sie sich zu allem selbst äußern kann, kann vieles auch von Helfern durchgeführt werden. Nur wenn sie mobilisiert oder positioniert wird, muss man ja extrem auf Arme, Schultern und Hände, ach, eigentlich alle Gelenke, so sehr achten – da muss eine Fachkraft anwesend sein.«	
Monika	»Ja, die Position habe ich mir gerade angesehen, Frau Weißgerber wirkte sehr entspannt.«	Feed-Backs geben
	Das Gespräch hat hier die Chance, näher auf fachliche Fragen einzugehen. Andererseits kann die PDL die Ursprungsfrage nach Beteiligten in der Versorgung noch einmal aufgreifen, wie z. B. die Soziale Betreuung und/oder externe Dienstleister.	Fachlichkeit in den Vordergrund bringen
Monika	»Ich meine, wir können jetzt einmal abgleichen, ob und wie diese ganzen Informationen in der Dokumentation verankert sind.«	Gesprächsrichtung: Dokumentation und Darstellung von Handlungsplanung, Handlungsnachweis und -wirkung
	Nach Abschluss der Dokumentationssichtung und Reflexion von nun anstehenden Aufgaben, geht es um die Fachkraft.	Mitarbeiterentwicklung explizit thematisiert
Monika	»Ich würde gern zum Abschluss unseres Gesprächs auf Sie als Pflegefachkraft zu sprechen kommen, Ihre Stärken, Ihre Ziele. Haben Sie eine Idee, was Ihnen im kommenden Jahr besonders wichtig wäre?«	

4.9.2 Der Gesprächsleitfaden für die Prüfsimulation

Dem eben skizzierten Gespräch liegt ein Leitfaden zugrunde. Im Vorfeld, während des Gesprächs oder vor dessen Abschluss, findet der Besuch bei der einbezogenen Person statt.

Tab. 39: Leitfaden für das Prüfungsgespräch

Inhalt, Reihenfolge	Stil, Ausrichtung
• Stammdaten • Kurzzeit-/Langzeitpflege • Krankenhausaufenthalte	Anhand Dokumentation
• Tagesstruktur • Biografische Wichtigkeiten • Pflegerelevante Diagnosen • Soziale Einbindung in der Einrichtung/Nachbarschaft/Familie • Kommunikation, Verhalten • Pflege, Betreuung, Externe → Wer macht was?	Freies Gespräch
Danach: Aufsuchen der Dokumentation • Start mit Biografie • Risiken, dazu jeweils die Maßnahmenplanung ansehen • Ziele der Pflege • Freizeitbereich und Aufenthalt im Freien • Behandlungspflege – Bsp. PEG → Geschmack, Verbandswechsel – Medikamente – Wundversorgung	Gespräch anhand der Dokumentation, Recherche, Analyse Verifizierung, Plausibilität
Thematisierung von Abweichungen* Werden »Versäumnisse« festgestellt, gilt es, diese zu erklären und aufzuklären. Insbesondere ist von Bedeutung, ob es sich um ein Dokumentationsversäumnis handelt, bzw. inwiefern ein sich auf die einbezogene Person auswirkenden tatsächlichen oder potentiellen Mangel.	Selbstreflexion und Kritische Selbstüberprüfung Etwaige Handlungen einleiten Mit Dokumentationsmängeln umgehen
Ihre Stärken • Ihre Ziele • Fortbildung? Aufgaben? • Defizite? → Förderung, Fortbildung, Anderes?	Mitarbeiterentwicklung

* Abweichungen müssen immer thematisiert werden

Folgen Sie hier der Logik der Bewertung von Defiziten aus den Maßstäben und Grundsätzen (MuG) (▶ Kap. 4.2, S. 54)

Handelt es sich um
- Auffälligkeiten, die keine Risiken oder negativen Folgen für die versorgte Person erwarten lassen?
- ein Defizit
  - mit Risiko negativer Folgen für die versorgte Person?
  - mit eingetretenen negativen Folgen für die versorgte Person?

Im Ernstfall steht folgende Frage im Raum: Ist die Eirichtung – und damit wesentlich die Pflegedienstleitung – schuldhaft für einen Schaden, den eine betreute Person erleidet oder beinahe erlitten hätte, verantwortlich?

Beispiel: Sie ermitteln in der Pflegevisite/Simulation einen unbeabsichtigten Gewichtsverlust, der
- von der Pflegefachkraft fachlich nicht ausreichend begründet werden kann
- in der Dokumentation nicht eindeutig begründet und nachvollzogen ist

Natürlich gilt zunächst die Frage, ob es akut Handlungserfordernisse in Bezug auf die Person gibt, um weitere Folgen abzuwenden. Darüber hinaus muss gefragt werden, was zu tun ist, um den Schaden wiedergutzumachen und dafür Sorge zu tragen, dass es nicht mehr vorkommt.

Gleichzeitig gilt die Frage: »Woran liegt es?« Die detektivische Arbeit beginnt. Sind Dinge nicht mehr im Gedächtnis und dokumentarisch »vergessen« worden, die den gegebenen Umstand logisch erklären? Z. B. die Diurese, die Medikamentenänderung, die Mundinfektion, die Covid-Erkrankung, die depressive Phase vor vier Monaten oder der sechswöchige Krankenhausaufenthalt? Spielt es eine Rolle, dass saisonale Unterschiede durch Bekleidung (Sommer/Winter) und das Tragen von Inkontinenzmaterial beim Wiegen nicht berücksichtigt wurden? Forschen Sie nach!

Fazit **Fehler finden und abstellen**

Wenn die Fehlerursachen in der Einrichtung begründet sind, gilt es, spätestens jetzt mit geeigneten Werkzeugen die entsprechende Verantwortung zu übernehmen. Wenn die Ursachenforschung erfolgreich verläuft und die Einrichtung entlastet ist, sorgen Sie für die Einleitung entsprechender gekennzeichneter Nachträge in der Dokumentation und nutzen den Nachweis der Pflegevisite dazu.

4.10 Die Dokumentation

Im Beispiel auf S. 98 lautete der Satz der Pflegefachkraft: »Wir versuchen es mit Schokolade, auch mehrmals am Tag. Mit Schokolade klappt es manchmal, aber, wie Sie sehen, hatten wir jetzt schon seit mehreren Tagen keinen Erfolg«. Darauf ist folgende Frage zu erwarten: »Kann ich das auch irgendwo nachlesen?« Genau dafür gibt es die Dokumentation.

4.10.1 Anforderungen an die Dokumentation

Die Dokumentation gibt eindeutige Hinweise darauf, dass auf eine pflegerische Problemstellung »im Rahmen der Einwirkungsmöglichkeiten der Einrichtung« angemessen reagiert wird und wurde.

Worauf es ankommt:

- Sachliche Richtigkeit: konkrete Fakten, Vermutungen sind gekennzeichnet.
- Relevanz: informativ, nur bedeutsame Informationen, angemessen.
- Verständlichkeit: Sprache, Ausdruck, Menge, Schrift unterstützen die Verständlichkeit.
- Ordnung: im Sinne von Ordnungshilfen, seien es Farben, Reitersysteme, Ablagen, Register oder Kategorisierungen für die spätere Filterung.
- Prozessabbildend: Begründung und Wirkung von Handlungen sind nachlesbar, Handlungskorrekturen werden nachvollziehbar geschildert.
- Objektiv: in dem Sinne, dass beschrieben und möglichst nicht bewertet wird.

Die Dokumentation so zu führen, dass sie den Anforderungen genügt, verlangt verschiedene Fähigkeiten und Kenntnisse von der Pflegefachkraft:

- Fachlichkeit: Aus Beobachtungen (Daten, Fakten) im zeitlichen Verlauf, Rückschlüsse auf eine zu erwartende Entwicklung und somit auf voraussichtlich hilfreiche Handlungen ziehen können.
- Sprachfähigkeit: Verständnis, Ausdruck, Satzbau (Grammatik, Syntax[56]).
- Abstraktionsfähigkeit: Komplexere Zusammenhänge (hier eine Person betreffend) in eine vorgegebene Struktur von Kategorien einteilen können.
- Kenntnis des vorliegenden Systems: Einarbeitung, Schulung, Ausbildung/Praxisanleitung, Coaching auch durch Pflegevisite.
- Akzeptanz für das vorliegende System: Einarbeitung, Schulung, Coaching durch Pflegevisite, Erfolgserlebnisse.

[56] »in einer Sprache übliche Verbindung von Wörtern zu Wortgruppen und Sätzen; korrekte Verknüpfung sprachlicher Einheiten im Satz (...)«, im Internet: https://www.duden.de/rechtschreibung/Syntax, Zugriff am 18. Februar 2019

5 Die neue Pflegevisite

5.1 Das Konzept

Lassen Sie uns direkt in die Praxis einsteigen. Dort ist unsere neue Pflegevisite entstanden und so lässt sie sich am leichtesten erklären:

An einem der wenigen ruhigen Tage nimmt sich PDL Jerzy Rasek Zeit. Wie war das nochmal mit der Pflegevisite? Wenn er so an die einzelnen Mitarbeiterinnen denkt, dann ist das Bild höchst unterschiedlich.

Da ist Pflegefachkraft X.: sehr gewissenhaft, pragmatisch und überall beliebt. Sie hat eine fast intuitive Gabe, Probleme schnell wahrzunehmen. Doch bei der Pflegevisite zeigt sie eine ganz andere Seite: Sie muss immer wieder daran erinnert werden, die Fragenkataloge abzuarbeiten, reagiert schnell genervt und fühlt sich persönlich angegriffen.

Ganz anders die 23-jährige Y., erst seit einem Jahr examinierte Altenpflegerin: gewissenhaft und sehr korrekt, kann sich schriftlich wunderbar ausdrücken, ihre fachlichen Begründungen pflegerischer Risiken und erforderlicher Maßnahmen sind tadellos. Allerdings auch schier endlos... Und ihre Vorliebe für lateinische Fachbegriffe bringt so manche Kollegin auf die Palme.

Jerzy Rasek fallen noch weitere Situationen mit anderen Kolleginnen und Kollegen ein, die sich aufgrund der Pflegevisite ergaben und die einen ungesunden Mix aus Frustration, Ärger und Druck hinterließen.

Er schaut sich seine Werkzeuge an: Listen und seitenlange Fragenkataloge, bis ihm beinahe übel wird. »Das muss anders gehen!«, hört er sich laut sagen. »Ich kenne diese ganzen Fragen auswendig! Wofür brauche ich überhaupt eine Liste? Ich brauche keine Liste.« Jerzy wird schlagartig klar, was er will: sein fachliches und organisatorisches Geschick zur übergeordneten Steuerung der Pflegeprozesse bei den einzelnen Pflegebedürftigen einbringen.

Er will Struktur, Klarheit und Übersichtlichkeit für die Pflegefachkräfte. Er möchte mit ihnen zusammenarbeiten. Er wünscht sich Kreativität und Fachlichkeit in der Beantwortung individueller Problemstellungen der Bewohnerinnen und Sicherheit gegenüber den Prüforganisationen. Und ihm fällt ein Buch wieder ein, das er vor Jahren gelesen hat: »Schatzsuche statt Fehlerfahndung«[57] hieß es da im Untertitel. Genau das ist das richtige Motto!

In diesem Sinne verabschiedet er:

- Checklisten mit einer ebenso end- wie lückenlosen Aufzählung von Einzelkriterien,
- das Festhalten an Checklistenvarianten aus der Fachliteratur,
- die Orientierung an den Ausführungen professioneller Anbieter von Administrationshilfen,
- den Zwang, an eine bestimmte Vorgehensweise bei der Pflegevisite gebunden zu sein,
- die Regel, dass nur (oder vorrangig nur) Bezugspflegekräfte den Pflegeprozess evaluieren,
- das bisherige Prüfschema: Der Vorgesetzte prüft, benennt den Fehler, der Mitarbeiter korrigiert,
- die innere Überzeugung: Mitarbeiter haben kein grundsätzliches Interesse an der Gesamtstimmigkeit,

Stattdessen stellt er neue Regeln auf:

- Die Pflegevisite wird in Prüffelder gegliedert, die jedes für sich einen Pflegevisitendurchgang darstellen.
- Die Pflegevisite findet immer auf den Wohnbereichen statt.

[57] Schiffer E (2001): Wie Gesundheit entsteht. Schatzsuche statt Fehlerfahndung. Beltz Verlag, Weinheim und Basel.

- Zu jeder Pflegevisite gehört immer eine Pflegefachkraft als Partnerin.
- Je nach Komplexität des Themas und Klärungsbedarf innerhalb der Visite umfasst diese ein umgrenztes Prüffeld für eine größere Bewohnergruppe; die Bezugspflegezuordnung ist dabei unerheblich.
- Es werden Listen verwendet, die ohnehin schon vorhanden sind: z. B. Bewohnerliste und Medikamentenliste zur Nachweisführung.
- »Fehler« werden umgehend bearbeitet: sei es die Beschaffung von Material oder Informationen, eine Korrespondenz oder Beratung, die Korrektur einer Risikoerfassung oder Maßnahmenplanung, die Einleitung eines Klärungsprozesses oder anderes.

5.1.1 Motivation

Eine der wichtigsten Aufgaben und Schwierigkeiten bei der Einführung von neuen Instrumenten in einer Organisation ist die Motivation der Beteiligten. Jerzy Raseks erste Aufgabe bei der Einführung der neuen Pflegevisite war deshalb die Motivation der Wohnbereichsleitungen.

Zunächst testete er die neue Pflegevisite mit zwei Mitarbeiterinnen. Das war erfolgreich! Also zog er seine Wohnbereichsleitungen hinzu, um das Prinzip vorzustellen. Die Wohnbereichsleitungen waren zunächst neugierig und dann begeistert. Auch sie führten nun nach dem gleichem Vorbild Pflegevisiten durch. Am Ende eines jeden Prüffeld-Durchgangs mit einer Fachkraft wurde die neue Vorgehensweise reflektiert. Die Rückmeldungen reichten von »positiv überrascht« über »entspannt«, »wertgeschätzt« bis zu »super« und es gab – ungelogen – nicht eine einzige negative Äußerung.

Ein weiterer Meilenstein bei der Einführung der neuen Pflegevisite war das Teamgespräch. Hier wurden Erfahrungen zusammengetragen und inhaltliche Impulse zu den Prüffeldern gesetzt, sodass auch Mitarbeiterinnen, die (noch) nicht einbezogen worden waren, einen guten Eindruck von der neuen Pflegevisite bekamen.

Tatsächlich gab es kaum Widerstände, weder bei weiteren Kolleginnen, noch bei Pflegehilfskräften, denen letztendlich für jede administrative Tätigkeit der Fachkraft mehr pflegerische Tätigkeiten zukommen.

Die neue Pflegevisite hat noch einen weiteren Vorteil: Als Pflegedienstleitung sind Sie häufiger bei den Bewohnern, besuchen sie in ihren Tages- und Speiseräumen und Zimmern. Die Einbeziehung von Angehörigen geschieht gezielt oder durch Zufall. Da Sie auf den Wohnbereichen unterwegs sind, erhalten Sie viele Eindrücke vom Leben im Haus. Sie werden angesprochen und bekommen Impulse zur weiteren Gestaltung Ihrer Pflegeeinrichtung.

Jerzy Rasek stellte einen Fahrplan für die Einführung auf:

- Verschriftlichung der Idee, Entwicklung eines neuen Werkzeugs (Konzept und »Checkliste«),
- Test der neuen Vorgehensweise, zunächst mit Mitarbeiterinnen, die Veränderungen gegenüber eher aufgeschlossen sind,
- Information und Einbeziehung der Wohnbereichsleitungen,
- Im Coaching während der Pflegevisite entstand durch die Wiederholung eingegrenzter Prüffelder Verständnis, Handlungskompetenz und Sinnerleben bei den Mitarbeiterinnen,
- In Teamgesprächen gab es Raum für
  - Erfahrungsaustausch,
  - Inhaltliche (fachliche) Impulse, z. B. die Anmerkung, dass im letzten Prüfzyklus zum Schmerzmanagement die Indikationsangabe bei Schmerzmitteln häufiger fehlte,
- Vorstellung der Vorgehensweise und Werkzeuge bei anderen PDL aus Schwestereinrichtungen,
- Berichterstattung an Einrichtungsleitung/Geschäftsführung und QM zur Konzeptualisierung der Vorgehensweise im einrichtungsinternen Qualitätsmanagement

5.1.2 Die Instrumente der neuen Pflegevisite

- Jahresplan: orientiert am Zeitschema der Indikatorenprüfung,
- Checkliste: DIN-A-4 Bogen mit dem Katalog der Prüffelder und einer Übersicht der jeweils zu prüfenden Aspekte. Die Liste dient einerseits als Merkhilfe, andererseits zur Erinnerung und zum Nachweis: Wer war beteiligt und wann wurde dieser Teil abschließend geprüft? Sie ist neben einer aktuellen Liste der pflegebedürftigen Personen des Bereichs das einzige Papier.
- Prüffelder: Die Einzelkriterien in den Prüffeldern ergeben sich aufgrund der Fülle von Anforderungen durch unterschiedliche Instanzen. Eine Faustregel: Je mehr Anforderungskriterien Sie als Visitierende kennen, desto weniger Checklistenmaterial brauchen Sie. Niemand fordert eine ausgefüllte Visitencheckliste als Tätigkeitsnachweis!

5.2 Der Aufbau

Ein Pflegevisitendurchgang erfasst jeweils einen der folgenden Themenbereiche pro Wohnbereich. Die einzelnen Prüffelder unterscheiden sich in ihrer Komplexität, dem damit verbundenen Prüfungsaufwand und der Fehleranfälligkeit.

Die Prüffelder der Pflegevisite im Überblick:

- Behandlungspflege einschl. Medikamente
- Schmerzmanagement
- Mobilität
  - Dekubitusrisiko
  - Sturzrisiko
  - Kontrakturgefahr, Kontrakturen
- Ernährungsmanagement und Flüssigkeitsversorgung
- Körperbezogene Pflege, Mund- und Zahnpflege
- Kontinenzförderung
- Beziehungsgestaltung, Personenzentrierung, Einbeziehung und Soziale Betreuung
- Rechte, Freiheitswahrung

Tab. 40: Die Prüffelder zur Pflegevisite

Prüffeld	Erläuterung, Norm
Behandlungspflege	Mehrere Beteiligte in verschiedenen Arbeitsschritten über einen längeren Zeitraum bedingen eine größere Fehleranfälligkeit und eine schwierigere Entdeckbarkeit. Aufgrund der gleichzeitig hohen Bedeutsamkeit von Fehlern für die Gesundheit liegt die Frequenz der Überprüfungen höher.
	Frequenz: quartalsweise Normen: MuG, QPR, WTG
Schmerzmanagement	Aufgrund der inhaltlichen teilweisen Überschneidung zur Behandlungspflege, konzentriert sich der zweite Teil der Pflegevisite auf das jeweils individuelle Schmerzmanagement. Insofern die Prüfung der medikamentösen Versorgung zeitnah abgeschlossen ist, verkürzt sich dieser Teil der Prüfung. Normen: MuG, QPR, WTG, Expertenstandards »Schmerzmanagement in der Pflege bei chronischen Schmerzen«, »Schmerzmanagement in der Pflege bei akuten Schmerzen«
Mobilität	Der auf die Mobilität bezogene Teil der Prüfung beinhaltet vor allem das Augenmerk auf die Gesamtwahrnehmung und -darstellung zur Bewegungsförderung. Er kann gleichzeitig mit einem der drei folgenden Felder durchgeführt werden und z. B. die Sturzprophylaxe einbeziehen. (▶ Kap. 4.5)
	Frequenz: halbjährlich Normen: MuG, QPR, WTG, Expertenstandard »Erhaltung und Förderung der Mobilität«
Dekubitusrisiko	Richtet sich nach den beschriebenen Aspekten (▶ Kap. 4.5.2)
	Frequenz: halbjährlich Normen: MuG, QPR, WTG, Expertenstandard »Dekubitusprophylaxe in der Pflege«
Sturzrisiko	Richtet sich nach den beschriebenen Aspekten (▶ Kap. 4.5.2)
	Frequenz: halbjährlich Normen: MuG, QPR, WTG, Expertenstandard »Sturzprophylaxe in der Pflege«
Kontrakturgefahr Kontrakturen	Richtet sich nach den beschriebenen Aspekten (▶ Kap. 4.5)
	Frequenz: halbjährlich Normen: MuG, QPR, WTG, Expertenstandard »Erhaltung und Förderung der Mobilität«

Prüffeld	Erläuterung, Norm
Ernährung Flüssigkeitsversorgung	Siehe Beschreibung und Kriterien (▶ Kap. 4.6)
	Frequenz: halbjährlich Normen: MuG, QPR, WTG, Expertenstandard »Ernährungsmanagement zur Sicherung der oralen Ernährung in der Pflege«
Körperbezogene Pflege	Die Prüfung konzentriert sich Planung, Durchführung und Ergebnisse bei der Morgen- und Abendpflege, Duschen und Baden und legt besonderen Wert auf Haut-, Zahn- und Mundpflege. Die Zielrichtungen der Visite lauten: Beantwortung der pflegerischen Problemstellungen und individuellen Ansprüche sowie Förderung und Einbeziehung der persönlichen Ressourcen. Abhängig vom Zeitbudget entscheidet die Führungskraft für die Visite bei wie vielen Bewohnerinnen sie welche einzelnen Pflegehandlungen begleitet. Maßgeblich für die Dokumentationssichtung sind »Allgemeine pflegerische Versorgung« (siehe unten), BI-Modul »Selbstversorgung«, Biografie/Anamnese, Maßnahmenplan
	Frequenz: halbjährlich Normen: MuG, QPR, WTG, BRi
Kontinenzförderung	Die Pflegevisite befasst sich im Zusammenhang mit dem Thema »Ausscheiden« im Teil zur körperbezogenen Pflege mit der körperhygienischen Versorgung, im Rahmen der Mobilitätsförderung mit der Bewegungsunterstützung. Hier richtet sich der Blick auf das Erkennen der individuellen Problemstellung, Bedürfnisse, Maßnahmenplanung und -umsetzung hinsichtlich Harn- und Stuhlkontinenz.
	Frequenz: halbjährlich Normen: MuG, QPR, WTG, Expertenstandard »Förderung der Harnkontinenz in der Pflege«
Allgemeine pflegerische Versorgung, Personenzentrierung	Ähnlich dem Konzept der SIS® ist der Maßnahmenplanung mit der »Allgemeinen pflegerischen Versorgung« eine Art »Grundbotschaft« vorangestellt. Sie enthält entscheidende individuelle Problemstellungen und Handlungsempfehlungen für die Gestaltung des Kontakts zu der pflegebedürftigen Person. Diese Beschreibung gilt für (beinahe) alle Bereiche der Versorgung. In ihr finden wir neben existentiellen Informationen insbesondere unverzichtbare Kenntnisse für den Umgang mit der Person, sodass wir hier wesentliche Hinweise zur Personenzentrierung erhalten. Die Betrachtung der Verwirklichung personenzentrierter Arbeit umfasst gleichsam das folgende Prüffeld »Alltag, Freizeit, Betreuung, Teilhabe und Einbeziehung«.

5

Prüffeld	Erläuterung, Norm
	Des Weiteren geht es hier um eine Gesamtschau auf die Lebensbedingungen der pflegebedürftigen Person. Das schließt sowohl somatische (z. B. weitere Gesundheitsrisiken, Problemstellungen aufgrund bestimmter Erkrankungen oder Therapien) als auch die psychosoziale Komponente (Beziehungen, psychiatrisch-neurologische Phänomene, Wohnen, Finanzen etc.) zu allen Tages- und Nachtzeiten ein. Die Pflegevisite schließt die Beobachtung der einbezogenen Personen während unterschiedlicher Lebenssituationen ein. Je nach Häufigkeit und Situationen, in denen die visitierende Führungskraft dieser Person ohnehin begegnet, ist diese Form der Beobachtung während der Pflegevisite kaum bis umfassend erforderlich. Bedeutende Bestandteile der Dokumentation sind Grundbotschaft, Diagnosen, Risiken, Biografie/Anamnese, Maßnahmenplanung, Bericht.
Alltag Freizeit, Betreuung Teilhabe, Einbeziehung	Ins Zentrum der Betrachtung gerät die Beantwortung der individuellen Anforderungen durch Angebote der Sozialen Betreuung. Das beinhaltet die Ermittlung von dokumentierten Aussagen zum Wohlbefinden, zur personengerechten Umgebungsgestaltung, den Inhalten der Biografie und den darauf abgestimmten Ausführungen im Maßnahmenplan. In den Blick geraten desgleichen Aushänge, Betreuungs- oder Angebotspläne in Inhalt und Präsentation. Assistenten/Alltagsbegleiter nach § 43b SGB XI betreffend: Prüfung der Quittierung/Nachweisführung.
	Frequenz: halbjährlich Normen: MuG, QPR, WTG, BRi, Expertenstandard »Beziehungsgestaltung in der Pflege von Menschen mit Demenz«
Rechte Freiheitswahrung	Ausgehend von der Grundsatzfrage: »Kann der Selbstbestimmung gemäß widerspruchsfrei gehandelt werden oder gibt es ethische Konflikte, widerstreitende Rechtsgüter und/oder Gefährdungslagen?«, geraten in diesem Checkfeld freier Wille, mutmaßlicher freier Wille genauso in den Blick wie die Auswirkungen von Verhalten auf die eigene Gesundheit, das Zusammenleben oder die Gestaltung der Pflegesituationen. Besonders im Fokus: Verknüpfung zur Sturzprävention, sog. herausforderndes Verhalten, Ablehnung von Pflegehandlungen (z. B. Nahrungsaufnahme).
	Frequenz: halbjährlich Normen: MuG, QPR, WTG

5.3 Die Prüffelder

5.3.1 Überprüfung der Behandlungspflege

Die inhaltliche Überprüfung der Behandlungspflege gliedert sich nach den Maßnahmen, die in der Einrichtung durchgeführt werden. Im Folgenden finden Sie »klassische« Maßnahmen im Feld der Altenpflege mit den zu erfüllenden Kriterien, die Sie nach eigenem Bedarf um weitere Punkte ergänzen können. Die Behandlungspflege ist aufgrund der Mitwirkung verschiedener Beteiligter (Arzt, Konsiliarärzte, Apotheke, Einrichtung) und vieler einzelner erforderlicher Prozessschritte zu unterschiedlichen Zeiten besonders fehleranfällig. Deshalb findet dieser Teil der Pflegevisite und die Überprüfung des Schmerzmanagements quartalsweise statt.

Tab. 41: Behandlungspflege

Prüffeld Behandlungspflege	Kriterien Prüfung auf
Behandlungspflege allgemein (gilt immer)	Dokumentation • Behandlungspflege als Maßnahme angelegt • Verordnung in Mappe hinterlegt • jeweilige ärztliche Anordnung inhaltlich korrekt dargestellt • Arztvisiten im Bericht • Quittierung: Die Maßnahme ist korrekt ausgeführt/abgezeichnet • Faxvordruck (Bestellvorgang)
Medikamente jeweils und immer	**Dokumentation** siehe Behandlungspflege • ausreichend vorhanden • Übereinstimmung der Verordnung mit Produktname, Wirkstoff, Namenszusatz, Wirkstoffmenge, Darreichungsform, Einheit, Vergabezeit (z. B. Praemedikation) • Kennzeichnung (z. B. »x«) für »angebrochen« • Anbruchdatum • Ablaufdatum/Reichdauer • Aufbewahrung (Temperatur, Licht, Zugänglichkeit)
Die Überprüfung der Medikamente findet günstigenfalls an einem Tag statt, an dem Medikamente gestellt werden, so lassen sich die Prozesse miteinander verbinden.	
Nebenbei: Sauberkeit, Ordnung der Medikamentenaufbewahrung, Check Erste-Hilfe-Kasten	

Tab. 42: Medikamentenprüfung

Medikamente Bestimmte Form/Art	Siehe alle oben genannten Kriterien plus weitere spezielle Kriterien
Medikamente fest	Teilbarkeit*, falls Mörsern erforderlich → Rücksprache Apotheke, ggf. Ersatzpräparat
Medikamente flüssig, Tropfenbestand	Aufbewahrung, sonst ▶ Tab. 41
BTM	Check Safe, Schlüsselaufbewahrung, Zählen anhand der Dokumentation, dokumentierte Prüfung auf BTM-Bogen
Psychopharmaka	Indikationsstellung und Dosierung hinterfragen
Bedarfsmedikation	• Vorrätig? • Aufbewahrung in separater Box? • Haltbarkeit, Ablaufdatum im Bereichskalender • Indikationsstellung noch aktuell
Augentropfen, Augensalben	Haltbarkeit! Ablaufdatum im Bereichskalender
Salben	• Indikationsstellung noch aktuell • Bericht: Wirksamkeit, Beschreibung des Hautzustands Zimmer: Produkt anhand Liste prüfen
Pens, Insuline	• Kennzeichnung auf PEN (Name, Ablaufdatum Ampulle) • Aufbewahrung (aktuelle Tablett, Lagerung Kühlschrank) • Kennzeichnung • Vorbereitung • Kanülenabwurf

* Die Teilbarkeit von Medikamenten hat infolge der Qualitätsprüfungen eine hohe Aufmerksamkeit erfahren. Empfehlenswert ist hier eine Vereinbarung über einen sicheren Prozess zwischen der Einrichtung und versorgender Vertragsapotheke, zumal die Fachverantwortung über die Vergabe von teilbaren Medikamenten in ärztlichen Händen liegt. Wir (Die Autoren) haben festgestellt, dass die Anzahl der verordneten zu teilenden Medikamente auf manchen Bereichen bis zu 30 % betrug.

5.4 Die Organisation

Die neue Pflegevisite gliedert sich in verschiedene Einzelaspekte des Pflegeprozesses (Prüffelder). Sie prüft jeden dieser Aspekte zweimal jährlich für jede versorgte Person.

Jeder »Durchgang« bedeutet, dass ein Teilbereich (z. B. Sturzprophylaxe) des Pflegeprozesses für alle betreffenden Bewohner einer Wohneinheit gemeinsam mit einer Pflegefachkraft auf alle zu erfüllenden Kriterien geprüft wird.

Abweichungen und »Fehler« werden sofort korrigiert bzw. entsprechende Verbesserungsmaßnahmen eingeleitet. Je nach Anzahl der versorgten Personen und der Gliederung in der Leitungsstruktur variieren die Zeitangaben. Weil sich die Pflegevisite in mehrere zeitversetzte Visitenteile (= Durchgänge) gliedert, wird jede versorgte Person mehrfach einbezogen. Auf die gesamte Visite gesehen zweimal im Jahr.

5.4.1 Organisation im Leitungsteam

Zuständigkeiten

In den beteiligten Einrichtungen teilen sich drei Leitungskräfte die Verantwortung für die anfallenden Pflegevisiten und sind für jeweils zwei Arbeitsbereiche mit insgesamt ca. 50 versorgten Personen zuständig.

Unterstützend liest jede Pflegeleitung zweimal wöchentlich (dienstags und donnerstags) alle aktuellen Berichte, sodass »Fehlerkorrekturen«, die nach dem Wochenende noch nicht bearbeitet bzw. die vor dem Wochenende noch abzuarbeiten sind, rechtzeitig eingeleitet werden können. Die Aufgaben infolge dieser Vorgehensweise reichen unmittelbar in die Übergabe hinein.

Gestaltung der Übergabe am Mittag

Das Aufrufen und Hinzuziehen der Dokumentation ist gleichzeitig ein Check, der aktuelle Versäumnisse sofort offenbart und erledigen lässt. Wenn mit einer Software gearbeitet wird, erleichtert ein Berichtauszug die Übersicht für die Übergabe. Handschriftliche Dokumentationen bieten als Lösung hierfür Reitersysteme an. Inhaltliche Ergebnisse der Pflegevisite fließen in die Übergabe ein, z. B. dass ein noch ausstehendes Angehörigengespräch zu führen, ein Arzt noch nicht erreicht worden oder eine versäumte Schmerzeinschätzung nachzuholen ist.

Organisation mit den Pflegefachkräften

Der Vorteil der PDL ist ihre Flexibilität, da sie den Zeitpunkt der Pflegevisite an die Voraussetzungen auf dem Wohnbereich bzw. an die individuellen Bedingungen anpassen kann. Die Pflegefachkraft ist da deutlich weniger flexibel, da die Bewohnerversorgung Vorrang hat und sie in bestimmte Prozessabläufe gebunden ist.

- In der Regel kennt die Pflegefachkraft aber den Termin der Pflegevisite eine Woche im Voraus. Je nach Prüffeld unterscheiden sich die Abläufe voneinander:
  - Die Pflegevisite im Feld der körperbezogenen Pflege beinhaltet die gemeinsame Durchführung von Maßnahmen bei den Bewohnern,
  - eine Visite bezüglich der Ernährung und Flüssigkeitsversorgung ist mit Eindrücken bei den Mahlzeiten gekoppelt.
- Die Pflegedienstleitung definiert selbst, wie intensiv sie zu welchem Prüffeld Eindrücke zu welcher versorgten Person gewinnen möchte.
- Die Prüfung der Behandlungspflege (z. B. Medikamente) ist in weiten Teilen nicht zeitgebunden.

Im Laufe der Zeit nimmt jede Pflegefachkraft mehrfach und zu unterschiedlichen Prüffeldern an der Pflegevisite teil. Auf der Checkliste wird jeweils notiert, wer die begleitete Fachkraft war.

Die Zusammenarbeit mit den Fachkräften gestaltet sich natürlich sehr unterschiedlich. Während es manchen schnell gelingt, sich eigenständig in einen Prüfmodus zu versetzen, zeigen sich andere diskussionsfreudig und wieder andere benötigen einen erheblich längeren Zeitraum, um z. B. der Logik eines Expertenstandards zu folgen und die Pflegevisite beinhaltet mehr Coachinganteile.

Die abwechslungsreiche Pflegevisite

Auf viele Pflegende wirkt eine lange Zeit der Dokumentations- oder Medikamentenprüfung extrem anstrengend. Sie sind es gewohnt, häufig in Aktion zu sein. Ratsam ist daher, zwischen der Prüfung administrativer Teile und Prüfungsteilen, die mit Bewegung gekoppelt sind, zu wechseln. Der Besuch von Bewohnern in ihren Zimmern, bei einer Gruppenaktivität oder während der Mahlzeit bietet sich an.

Organisation in Bezug auf die Überprüfung der Pflegehelfer

Eine Überprüfung der pflegefachlichen Durchführung durch Pflegehelfer/-assistenten kann in die Pflegevisite bezüglich der körperbezogenen Pflege integriert werden.

Der Fokus der Pflegevisite liegt auf der Versorgung und Betreuung der Bewohner, unabhängig davon, ob sich der Blick eher auf den Einsatz von Hilfsmitteln, die Gestaltung des Alltags an den individuellen Bedürfnissen oder bestimmte Prophylaxen richtet. Mit der Gliederung in Prüffelder verringert sich die Komplexität der Ganzheitlichkeit.

Die gleichzeitige Prüfung der Durchführung pflegerischer Maßnahmen durch Pflegehelferinnen oder -assistenten bedeutet aber eine Erhöhung der Komplexität, weil der Blick zwei Zielrichtungen erhält:

- Bewohnerorientierung und
- Durchführungsqualität.

Den Teil der Pflegevisite, der sich auf die körperbezogene Pflege richtet, betrachten wir als Ausnahme. Und noch eine weitere Ausnahme: Aus dem hier Gesagten soll kein Dogma entstehen! Beispiel: Die Überprüfung der Behandlungspflege im Feld der Thromboseprophylaxe beinhaltet den Bewohnerbesuch. Wenn dieser im Versorgungszeitraum liegt, kann natürlich gleich auf die korrekte Anlage von Anti-Thrombosestrümpfen geschaut werden.

Fazit **Das Teamgespräch bringt weiter**

Wenn Mitarbeitende in die Pflegevisite einbezogen waren und die Vorgehensweise für ein Prüffeld abgeschlossen ist, kann im Teamgespräch reflektiert werden. Es können dabei ein Thema fachlich erörtert oder Lernerfahrungen ausgetauscht werden. Das Teamgespräch kann auch ein Fallgespräch sein, in dem mögliche oder geplante Maßnahmen besprochen werden. So ergeben sich neue Lernerfolge und -impulse und weitere Möglichkeiten, um die Prüftätigkeiten noch kompakter zu gestalten.

5.4.2 Zeitplan für ein Pflegevisitenprogramm

Um ein Jahresprogramm für die Pflegevisite zu bestimmen, orientieren wir uns an den Stichtagen der Datenübermittlung an die DAS. Exemplarisch ziehen wir hier den 10.12. und den 10.06. heran. Schaffen Sie sich einen Puffer von etwa zehn Tagen vor dem jeweiligen Stichtag. Hier exemplarisch: Juni (01.06.-10.06.) und Dezember (01.12.-10.12.)

Info
Die unten genannten Zeitwerte sind Erfahrungswerte. Für einen Pflegevisitentag rechnen wir pro Führungskraft ca. vier Stunden. Werden die Visiten kontinuierlich durchgeführt, verkürzen sich die Zeiten durch die zunehmende Routine, besonders aber durch die ständige Abnahme von »Fehlern« in der Dokumentation.

Januar und Juli bleiben Regelvisitenfrei. Anlassbezogen kann es jederzeit erforderlich sein. Auch jede Neuaufnahme erfordert einen – gemessen am Komplexitätsgrad – entsprechenden Aufwand an Checkeinheiten.

Weil wir die Prüffelder Behandlungspflege, Medikamentenprüfung und Schmerzmanagement wegen der höheren Fehleranfälligkeit quartalsweise festgelegt haben, ergibt sich folgendes Prüfschema:

Tab. 43: Vorschlag für einen Visitenzyklus

	Inhalt/Thema	Jan	Feb	Mär	Apr	Mai	Jun	Jul	Aug	Sep	Okt	Nov	Dez
quartalsweise	Behandlungspflege	ohne	X			X	10 Tage Checks vor Übermittlung/Übermittlung an die DAS	ohne	X			X	10 Tage Checks vor Übermittlung/Übermittlung an die DAS
	Medikamentenprüfung		X			X			X			X	
	Schmerzmanagement		X			X			X			X	
halbjährlich	Mobilität, Dekubitus-, Kontrakturen- und Sturzprophylaxe			X						X			
	Ernährung Flüssigkeitsversorgung			X						X			
	Körperbezogene Pflege, Mundpflege, Kontinenzförderung				X						X		
	Beziehungsgestaltung, Personenzentrierung, Einbeziehung und Rechte Freiheitswahrung				X						X		
	Soziale Betreuung				X						X		

Entsprechend dem realen Stichtag übertragen Sie das Schema auf Ihre zeitlichen Bedingungen. Der Plan nach der Datenübermittlung ab dem 10.06. bzw. 10.12. bringt folgendes Zeitschema mit sich:

Tab. 44: Beispielhaftes Zeitschema

Stichtag 10.12. Folgestichtag 10.06.	Ergebniserfassung	Korrekturzeitraum	Auswertung DAS Erhebungsbericht an Prüfdienst Feedback an Einrichtung
Bezug Halbjahr	14 Tage	21 Tage	7 Tage
10.06.-10.12.	27.11.-10.12.	10.12.-31.12.	07.01.
10.12.-10.06.	28.05.-10.06.	10.06.-01.07.	08.07.

5.5 Die Checkliste

Die Checkliste zur neuen Pflegevisite besteht aus einem Grundgerüst, das nur die obersten Kategorien, z. B. »Dekubitusrisiko«, und eine erste Kriterienebene vorgibt (▶ Tab. 46).

Tab. 45: Grundgerüst der Checkliste zur neuen Pflegevisite »Dekubitusrisiko«

Prüffeld	Dokumente/Kriterien
Dekubitusrisiko	Fachliche Einschätzung, Beratung MP & Bewegungsplan

Prüffeld: Die Durchführung der Pflegevisite im Feld »Dekubitusrisiko« setzt sich zusammen aus dem Besuch bei den pflegebedürftigen Personen inklusive Befragung, Beobachtung und Hilfsmittelcheck (auch Positionshilfen und ggf. Wechseldrucksystem).

Dokumente/Kriterien:

- »Fachliche Einschätzung« meint die Fragestellung hinsichtlich der Dokumentation in den Aussagen zum Risiko (Anamnese, alternativ: Themenfelder der SIS®, Risikoeinschätzung/Assessment).
- Maßnahmenplanung (MP), Bewegungsplan, Berichte und Evaluation werden gelesen und besprochen, einschließlich der Frage, inwiefern weitere Personen ist (z. B. Angehörige, Therapeuten, Experten) in den Pflegeprozess einbezogen werden müssen.

Jedes einzelne Kriterium setzt sich also aus weiteren Einzelkriterien zusammen. So stellt der Begriff »Maßnahmenplan« an sich noch nicht wirklich ein Kriterium dar, sondern dient selbst nur einer Zusammenfassung von Unterkriterien (▶ Kap. 4.5 und ▶ Kap. 4.6). Weil die PDL diese Unterkriterien aber kennt, braucht sie nur die wesentlichsten Anhaltspunkte.

Tab. 46: Checkliste zur neuen Pflegevisite

Inhalt/Thema		Dokumente/Hinweise	erl. am	begl. PFK
Behandlungspflege-Check		Diagnosen		
Medikamente		Aufbewahrung Dokumentation Vergabe		
• Bedarfsmedikation • Tropfenbestand • Augentropfen • Salben • Pens Insulin (Anbruchdatum)				
RR BZ		Vitalzeichen notiert sowie ärztlich verordnet		
ATS/AT-Verband		• Behandlungspflege in MP* • Berichtsblatteinträge Arztvisite • Inhaltlich ist jeweilige ärztliche Anordnung korrekt im Ordner • dargestellt Quittierungsmappe Behandlungspflege korrekt ausgeführt/abgezeichnet		
BDK/SPDK				
Schutzverband PEG - SPDK - Trachea				
Wundmanagement				
Sauerstoff				
Orthesen				
Schmerzmanagement (akut/chronisch)		Präventionsbedarf/SIS Fachliche Einschätzung Medikamentenplan, MP inhaltlich Schmerzdokumentation & Bericht: Einträge Schmerz-Check		
Mobilität				
Mobilität	Mobilitätsförderung	Präventionsbedarf/SIS Fachliche Einschätzung BI: Mobilität, MP, Bewegungsplan inhaltlich		
	Dekubitusprophylaxe Check WDM und weitere Hilfsmittel im Zimmer			
	Sturzprophylaxe			
	Kontrakturenprophylaxe Kontrakturen			

5

Inhalt/Thema		Dokumente/Hinweise	erl. am	begl. PFK
Selbstversorgung	Ernährung & Flüssigkeitsaufnahme	Präventionsbedarf/SIS BI: Ernährung Fachliche Einschätzung MP Gewichtsverlauf stimmig Ernährungsprotokoll/Auswertung		
		PEG – MP: Anlage Plan, Geschmacksförderung		
	Körperbezogene Pflege Morgen-, Abend-, Mundpflege, Duschen, Baden Nachtpflege	BI/SIS Selbstversorgung MP individuell Zahn- und Mundpflege Biografieorientierung		
	Kontinenzförderung Fähigkeiten Einschränkungen	Präventionsbedarf/SIS Fachliche Einschätzung BI: Themenfeld MP Kontinenzförderung		
Beziehungsgestaltung, Personenzentrierung, Einbeziehung und Soziale Betreuung		Betreuungsplan, Grundbotschaft BI: Gestaltung des Alltags Quittierungsmappe Wohlbefinden/Biografie		
Rechte Freiheitswahrung		Fallgespräch? FEM? → Beschluss liegt vor, Beratungsbogen Protokolle der Fixierung vollständig SIS MP?		

* MP – Maßnahmenplanung (beinhaltet auch immer Beratung, insofern erforderlich)

Info

Weitere Bestandteile der Pflegevisite sind Wund-, Ernährungs- und Einzugsvisite. Diese werden aufgrund ihrer jeweils eigenen Komplexität mit eigenem Hilfsmittel und in einem eigenen Prüfprozess durchgeführt.

Zusätzlich zur Checkliste benötigen Sie eine aktuelle Liste der Bewohner des jeweiligen (Wohn-)Bereichs. Hier markieren Sie die in die Pflegevisite einzubeziehenden Bewohner des Wohnbereichs einfach mit Textmarker (▶ Tab. 47).

Auf dieser Liste notieren Sie während des Gesprächs mit der Pflegefachkraft Ergebnisse, offene Fragen, Abweichungen etc. Nach Erledigung jedes Teilaspekts wird dieser markiert und mit Datum versehen.

Ist zu einem Prüffeld auf einem Bereich alles abgearbeitet, wird die dazu benutzte Bewohnerliste im Ordner »Pflegevisite« abgeheftet. Ist ein Pflegevisitendurchgang abgeschlossen, sind hier alle verwendeten Listen und obenauf die »Checkliste Pflegevisite« archiviert.

Tab. 47: Prüffeld Dekubitusprophylaxe - Bewohner

Name	Vorname	WB	Zr.	Offene Fragen	Erledigt/ Datum
Billerbeck	Annemarie	EG	24		
Bose	Karlheinz	EG	25		
Bunte	Annemarie	EG	2		
Cerkin	Mohammed	EG	25		

5.6 Die Prüffelder

5.6.1 Überprüfung der Behandlungspflege

Die inhaltliche Überprüfung der Behandlungspflege gliedert sich abhängig von den Maßnahmen, die in Ihrer Einrichtung durchgeführt werden. Wir haben im Folgenden »klassische« Maßnahmen im Feld der Altenpflege aufgelistet. Ergänzen Sie sie nach Ihrem Bedarf um weitere Punkte!

Die Behandlungspflege ist wegen der Mitwirkung verschiedener Beteiligter (Arzt, Konsiliarärzte, Apotheke, Einrichtung) sowie vieler einzelner Prozessschritte zu unterschiedlichen Zeiten besonders fehleranfällig. Deshalb findet dieser Teil der Pflegevisite und die Überprüfung des Schmerzmanagements quartalsweise statt.

Tab. 48: Behandlungspflege

Prüffeld	Kriterien
Behandlungspflege allgemein (gilt immer)	Dokumentation • Behandlungspflege als Maßnahme angelegt • Verordnung in Mappe hinterlegt • Jeweilige ärztliche Anordnung inhaltlich korrekt dargestellt • Arztvisiten im Bericht • Quittierung: Maßnahme ist korrekt ausgeführt/abgezeichnet • Faxvordruck (Bestellvorgang)
Medikamente (immer)	• Dokumentation s. Behandlungspflege • ausreichend vorhanden • Übereinstimmung der Verordnung mit Produktname, Wirkstoff, Namenszusatz, Wirkstoffmenge, Darreichungsform, Einheit, Vergabezeit (z. B. Prämedikation) • Kennzeichnung (z. B. »x« für »angebrochen«) • Anbruchdatum • Ablaufdatum/Reichdauer • Aufbewahrung (Temperatur, Licht, Zugänglichkeit)
Die Überprüfung der Medikamente findet am besten an einem Tag statt, an dem Medikamente gestellt werden. So lassen sich die Prozesse miteinander verbinden.	
Nebenbei: Sauberkeit, Ordnung der Medikamentenaufbewahrung Nebenbei: Check Erste-Hilfe-Kasten	

Tab. 49: Medikamenten-Überprüfung

Medikamente (Form/Art)	Kriterien
	Alle oben genannten Kriterien plus weitere spezielle Kriterien:
Medikamente fest	Teilbarkeit* falls Mörsern erforderlich → Rücksprache Apotheke, ggf. Ersatzpräparat
Medikamente flüssig, Tropfenbestand	Aufbewahrung, sonst s. o.
BTM	Check: Safe, Schlüsselaufbewahrung, Zählen anhand der Dokumentation, Checknachweise auf BTM-Bogen
Psychopharmaka	Indikationsstellung und Dosierung hinterfragen
Bedarfsmedikation	• Vorrätig? • Aufbewahrung in separater Box? • Haltbarkeit, Ablaufdatum im Bereichskalender? • Indikationsstellung noch aktuell?
Augentropfen, Augensalben	• Haltbarkeit! • Ablaufdatum im Bereichskalender?
Salben	• Indikationsstellung noch aktuell? • Bericht: Wirksamkeit, Beschreibung des Hautzustands • Zimmer: Produkt anhand Liste prüfen
Pens, Insuline	• Kennzeichnung auf PEN (Name, Ablaufdatum Ampulle) • Aufbewahrung (aktuelle Tablett, Lagerung Kühlschrank) • Kennzeichnung • Vorbereitung • Kanülenabwurf

* Die Teilbarkeit von Medikamenten hat infolge der Qualitätsprüfungen eine hohe Aufmerksamkeit erfahren. Empfehlenswert ist hier eine Vereinbarung über einen sicheren Prozess zwischen der Einrichtung und versorgender Vertragsapotheke, zumal die Fachverantwortung über die Vergabe von teilbaren Medikamenten in ärztlichen Händen liegt. Wir (Die Autoren) haben festgestellt, dass die Anzahl der verordneten zu teilenden Medikamente auf manchen Bereichen bis zu 30 % betrug.

5

Tab. 50: Vitalwerte & Co.

RR, BZ	• Werte verordnungsgemäß notiert? • Bei Abweichungen Reaktion und Wirkung dokumentiert?
ATS/Anti-thromboseverband	• Maßnahmenplan mit Umgang, Ressourcen? • Klasse benannt? • Datum der Verordnung (nach sechs Monaten neu bestellen: Termin im Bereichskalender!) • Bericht Evaluation aktuell: Umgang, Toleranz?
Ablaufsysteme Urin: BDK/SPDK	• Aktueller Zustand, Hygiene, Desinfektion • Verordnung <-> Material • Wechseltermine eingetragen? • Aufbewahrung: Haltbarkeit Material • Zystitisprophylaxe
PEG	• Anlage PEG-Verband, Check der Lage • MP: Aspirationsprophylaxe, Soor- und Parotitisprophylaxe, Ernährungsplan
Tracheostoma	• Pflegerischer Zustand, Cuff korrekt? • Beobachtung Atmung • MP: Wechselfrequenz, Vorgehen, Material • Aufbewahrung Material
Sauerstoff-versorgung	• Abgleich Literangabe, • Frequenz Maskenwechsel in Verordnung und Maßnahmenplan
Orthesen	Auflistung komplett?
Wundmanagement	Abgleich Material in Verordnung zu Maßnahmenplan und Vorrat; Wunddokumentation

Tab. 51: Beispiel »Medikamentencheck« (Ausdruck vom 2. 11. 2019)

Name: Renate Schiffer	Geburtsdatum: 12. 6. 1933		Zimmer: 27		
Regelmedikamente	**Morgens**	**Mittags**	**Abends**	**Nachts**	*Alle okay*
Faktodipin 10 mg täglich Stück Tabletten oral	1			0,5	✓
Augustaril 20 täglich/Stück Tabletten oral	1		1		✓
Eurosemid 40 mg täglich/Stück Tabletten oral	2		1		✓
Neosulfat 500 mg Tropfen	20	20	20		✓
Klar-Opthal N täglich Tropfen Augentropfen okulär	1	1	1		✓ *Im Zimmer prüfen!*
Bantanyl 50 µg/h Matrixpflaster, jeden 3. Tag Stück transdermal/extern	1				✓ *s. BTM-Ordner*
	7:30 Uhr				
Bedarfsmedikamente					
Histarizin 10 mg Filmtablette oral	Einzeldosierung: 1 Max. Dosierung pro Tag: 1 Bei Bedarf (Juckreiz v. a. im Intimbereich, dann 1 × 1 Tablette abends)				✓ *Abgelaufen! Rezept neu!* *Erl. 4.11.19 Mü.*
					4.11.19 alles okay, PDL

Pflegevisite Wundmanagement

Die Pflegevisite im Bereich Wundmanagement ist nur als Ergänzung zur Wundvisite gedacht und reduziert sich deshalb auf Materialprüfung und Dokumentation. Ein wöchentlicher Check aller Wunden durch Pflegefachverantwortliche (WBL, Tourenleitung oder auch PDL) mit der Pflegefachkraft ist unerlässlich.

Insofern wird die Wundvisite hier nicht als Teil der Pflegevisite geführt. Verschlechterungen des Wundzustandes führen immer zur Einbeziehung der Pflegeleitung, ggf. der Wundberater, Ärzte und Wundvisite. Das Intervall der Wundvisite variiert nach Art der Wunde und dem Wundverlauf, z. B. auch Rezidiven.

Tipp

Wenn Sie die Wundvisite in das Zeitfenster der Wundversorgung legen, reduziert sich die Belastung für Betroffene erheblich!

Bestandteil der Wundvisite:

- Abgleich Bevorratung mit der Verordnung, Materialcheck,
- Inaugenscheinnahme einschließlich Messen der Wunde (Maßband),
- Austausch mit der betroffenen Person,
- Evaluation durch die Pflegefachkraft, ggf. Fachgespräch/Evaluation mit Führungskraft,
- Im Falle von Fehlern: gemeinsame Wunddokumentation,
- Ggf. Wundvisite mit einer externen Wundberatung.

5.6.2 Überprüfung körperbezogener Pflege, Prophylaxen und Betreuung

Tab. 52: Überprüfung Pflege und Betreuung

Prüffeld	Kriterien und Hinweise
	Allgemein und immer mit in der Betrachtung: Diagnosen, Risiken, nächtliche Versorgung (einschließlich Essen und Trinken)
Schmerzmanagement akut und chronisch	• Schmerzmedikation einschl. Co-Medikation und Adjuvantien, s. Behandlungspflege und Medikamente plus Angabe der Indikation, Frequenzen • Risikoeinschätzung, Erfassung • stabile/instabile Schmerzsituation • Maßnahmenplanung »Umgang mit Schmerz« – Begründung – Beschreibung des Phänomens – Fähigkeiten der Person bezogen auf den Umgang mit Schmerzen – Individuelle Maßnahmenbeschreibung – Einbeziehung und Beratung, (Aufklärung) • Einbeziehung betroffener Person zur Schmerzsituation • Aktuell: veränderte Schmerzsituation: Protokolle, Vorgehen, Wirkung, Kommunikation
Mobilität	Einschätzung: Wünsche, Bedürfnisse, Mobilitätsstatus aktuell/früherer/Mobilitätsentwicklung • Angebote zur Anregung von Eigenbewegungen, Umfeldgestaltung • alltagsintegrierte/Einzel- und Gruppenmaßnahmen
Dekubitusprophylaxe	• Risikoeinschätzung, Erfassung • Maßnahmenplanung auf Kriterien: – Begründung (Gründe und gefährdete Körperstellen), – Dekubitusrisiko, Fähigkeiten, Individuelle Maßnahmenbeschreibung (bei Bedarf einschl. Angabe Daten Wechseldruckmatratze und deren tägl. Check) – Einbeziehung und Beratung – WDM-Check gemeinsam WBL und PFK (beinhaltet: wie checkt PFK, Matratze fühlen)

5

Prüffeld	Kriterien und Hinweise
Sturz-prophylaxe	• Begründende Diagnostik • Risikoeinschätzung, Erfassung • Maßnahmenplanung auf Kriterien: Begründung, Sturzrisikobeschreibung, Fähigkeiten der Person bezogen auf die Sturzgefahr, Individuelle Maßnahmenbeschreibung • Einbeziehung und Beratung • Medikation: Auswirkungen auf das Sturzrisiko • Maßnahmenprüfung nach Sturzereignis (Sturzprotokoll, Fallgespräch ermittelt Problematik/ggf. veränderte Situation, Beratung)
Kontrakturen-prophylaxe, Kontrakturen	• Risikoeinschätzung, Erfassung, Benennung Gelenke • MP: Bewegungsförderung, Schmerzvermeidung, Positionierung • Physiotherapie? • Einbeziehung und Beratung der versorgten Person
Ernährungs- und Flüssigkeits-versorgung	• Risikoeinschätzung, Erfassung • Gewichtsverlauf stimmig • Ernährungs-/Trinkprotokoll geführt/ausgewertet • Maßnahmenplanung auf Kriterien: Begründung, Risikobeschreibung, Fähigkeiten der Person bezogen auf die Ernährung, individuelle und biografieorientierte Maßnahmenbeschreibung • Einbeziehung und Beratung • bedarfsweise bei PEG: Anlage/Plan, Geschmacksförderung, Soor-/Parotitisprophylaxe
Kontinenz-förderung	• Einschätzung, Erfassung, Fähigkeiten, Einschränkungen • MP, Hilfsmittel • Einbeziehung und Beratung • Stuhlgangkontrolle
Beziehungs-gestaltung, Personen-zentrierung, Einbeziehung und Soziale Betreuung	• Grundbotschaft, Biografie • Personenzentrierung, Selbsteinschätzung • Wohlbefinden
Wahrung der Freiheits-rechte	• Ermöglichung, Fallgespräch • Herausforderndes Verhalten – Einbeziehung Betreuer • MP • falls FEM* angeordnet: kann man diese auflösen/ersetzen? • Korrekte Durchführung • Beschluss, Protokolle • Beratungsbogen für Angehörige

* Freiheitsentziehende Maßnahmen

5.7 Handhabung und Durchführung

Info
Die Pflegevisite ist eine Eigenplausibilitätsprüfung!

5.7.1 Überprüfung der Behandlungspflege

- Häufigkeit: mindestens quartalsweise

Insulin und Pens
Die Medikamentenprüfung beginnt mit Insulinen und Pens, weil es sich um ein gut zu überschauendes Prüfthema handelt und die Arbeitsweise (gemeinsames Checken, gefundene Fehler sofort gemeinsam korrigieren) schnell erkennbar wird:

- Gemeinsame Kontrolle der Aufbewahrung und Kennzeichnung

Medikamente
Vorbereitung:

- Aktuelle Medikamentenliste aller Bewohner der Wohneinheit
- Dokumentation (PC/Papier)
- Check pro Person:
  - PDL/WBL sagt nacheinander die Medikamente auf der Liste an
  - PFK holt nacheinander die angesagten Medikamente
  - Pro Medikament/Packung alle Kriterien prüfen:

Name, Namenszusatz, Dosis
Abgleich mit ärztlicher Anordnung in der Dokumentation
Check »X« (als optisch schnell zu erfassende Kennzeichnung für »angebrochen«), Anbruchdatum, Ablaufdatum/Reichdauer, ggf. ob Zerkleinerung o.k.

- BTM-Check nach gleichem Muster plus Prüfung der entsprechenden Aufbewahrung und Dokumentation.
- Medikamente, die im Zimmer aufbewahrt werden, auf der Liste kennzeichnen und später beim Zimmerbesuch prüfen.

- Im Rahmen des Medikamentenchecks mitprüfen:
  - Tropfenschrank: Sauberkeit, Aufbewahrung nach Standard
  - Medikamentenkühlschrank, Temperaturliste
  - Aufbewahrung Messgeräte und Hilfsmittel (z. B. RR, BZ, Katheter): Ordnung, Haltbarkeit, Hygiene

Zimmerbesuch

Auf der Medikamentenliste und Bewohnerliste sind alle zu prüfenden Aspekte notiert. Die Besuche in den Zimmern beinhalten die Überprüfung bezüglich der Salben und weiterer Medikamente, die dort aufbewahrt werden. PEG-, SPDK-/DK-, Tracheostoma-, Sauerstoffversorgung werden im Kontakt mit den versorgten Personen unter jeweiliger Einbeziehung des Materials geprüft. Die Ergebnisse werden auf den Listen notiert/abgehakt, Auffälligkeiten schriftlich bemerkt.

Im Anschluss an den Besuch werden erforderliche Handlungen sofort eingeleitet.

In Bezug auf alle behandlungspflegerischen Maßnahmen erfolgt im Laufe der Pflegevisite ein Abgleich mit der Dokumentation (Diagnostik, Ärztliche Verordnungen/Anordnungen, Anamnese, Maßnahmenplanung und Nachweisführung, Messwerte).

Grundsätzlich beinhaltet jeder Besuch der pflegebedürftigen Person in ihrer Wohnung auch den Zimmercheck.

Allgemeine pflegerische Versorgung

Vorgehensweise: Die Pflegedienstleitung fragt die Fachkraft nach den Prioritäten für die Pflege, Versorgung und Betreuung beim Betroffenen. Diese Aussagen und die Begegnungen und Gespräche mit der pflegebedürftigen Person sind die Grundlage für die nähere Untersuchung der Dokumentation:

- Sind existenzielle Informationen sofort ersichtlich?
- Sind die wichtigsten Verhaltenshilfen für den Umgang mit der Person sofort ersichtlich?
- Sind diese Informationen Bestandteil der Überleitung in eine andere Einrichtung, z. B. Krankenhaus?
- Ist Personzentrierung als zentraler Wert durchgängig in den Maßnahmenplänen erkennbar?
- Gibt es regelmäßig Hinweise auf Einbeziehung, Berücksichtigung der individuellen Bedürfnisse und das Wohlbefinden?

Schmerzmanagement

Vorgehensweise: Die Überprüfung des individuellen Schmerzmanagements startet mit einer Einstiegsfrage an die Pflegefachkraft: Wie schätzen Sie die Schmerzsituation bei Frau/Herrn X. ein? Es folgt die Befragung (oder ggf. Beobachtung) der betroffenen Person. Anschließend erfolgt gemeinsam der Check aller Dokumentationsteile, die das Schmerzmanagement betreffen.

Unverzichtbar ist die Prüfung der Schmerzmedikation, analog zur Prüfung der Behandlungspflege. Ist dies zeitnah im Rahmen der Medikamentenprüfung erfolgt, ermöglicht das hier eine Abkürzung.

Mobilität sowie Dekubitus-, Sturz-, Kontrakturenprophylaxe, Kontrakturen

Vorgehensweise: Die Pflegevisite beinhaltet die Befragung (ggf. Beobachtung) der einbezogenen Bewohnerinnen, die Beurteilung der Mobilität und das jeweils ins Auge gefasste Risiko. Möglicherweise erstreckt sich die Prüfung auf weitere Risiken, die infolge der individuellen Mobilitätslage auftreten (z. B. ein Thrombose- oder Pneumonierisiko). Innerhalb des Besuchs sind Verwendung von Hilfsmitteln und Umgebungsgestaltung weitere Schwerpunkte.

In Anbetracht der Erfordernisse des jeweiligen Risikos liegt bei der Prüfung der fachlichen Einschätzung in der Dokumentation besonderer Wert auf detaillierte Benennung betroffener/gefährdeter Körperstellen. Gleiches gilt für die genaue Benennung der Umstände (örtlich, zeitlich, situativ, sozial), die für das Risiko ausschlaggebend sind.

Die Dokumentationsprüfung umschließt die gesamte Darstellung des Pflegeprozesses von der Diagnoseerfassung über die Risikoeinschätzung, die Berichterstattung bis zur Maßnahmenplanung und -evaluation.

Möglicherweise korrespondiert die Maßnahmenfindung zur Sturzprophylaxe mit dem Prüffeld »Wahrung der Freiheitsrechte«. Vereinbarungen aus Fallbesprechungen und die damit einhergehende ethische Auseinandersetzung werden betrachtet. Hinterfragt wird, inwiefern das Recht auf Selbstbestimmung gewährleistet ist.

Ernährungsmanagement

Die häufige Anwesenheit der Leitungskräfte auf den Wohnbereichen bringt gute Kenntnis über die Ernährungsgewohnheiten aller Bewohner und die Verteilung der Mahlzeiten zu den unterschiedlichen Zeiten mit sich. Die Pflegevisite bezüglich des Ernährungsmanagements bezieht sich vorrangig auf Bewohner, deren Gewichtsentwicklung Auffälligkeiten zeigt: Wird trotz großer Aufmerksamkeit auf Ernährung und Flüssigkeitsversorgung einzelnen Bedürfnissen noch nicht adäquat begegnet?

Vorgehensweise: PDL und Pflegefachkraft inspizieren gemeinsam den Gewichtsverlauf des letzten halben Jahres aller Bewohner der Wohneinheit. Falls es hier Auffälligkeiten gibt, stellt sich die Frage nach nachvollziehbaren Begründungen:

- Wie wurde z. B. mit einem Gewichtsverlust umgegangen (Berichte, Fallbesprechungen, Ernährungsprotokolle/Trinkprotokolle, Korrespondenz mit behandelndem Arzt, Änderungen in der Medikation?)
- Sind erforderliche Maßnahmen geplant (z. B. Zusatzkost) und werden sie durchgeführt?
- Liegt eine Patientenverfügung vor, die wegweisende Auskünfte gibt und werden diese berücksichtigt? Inwiefern sind Angehörige einbezogen?

Die Befragung, bzw. Beobachtung/Inaugenscheinnahme der pflegebedürftigen Personen während der Mahlzeit ist obligatorisch und beinhaltet die Einnahme genauso wie die Inspektion von Sitzposition, Umfeld, Hilfsmitteleinsatz usw. oder auch die Begutachtung der Umsetzung aktueller saisonaler Ansprüche und Bedingungen (Hitze, Feiertage).

Morgenpflege, Abendpflege, Duschen, Baden

Die Visitierende begleitet eine Pflegehelferin bei der Durchführung körperbezogener Pflegemaßnahmen. Im Fokus steht einerseits die Beobachtung der Handlungen, des Verhaltens und Umgangs, der Aufmerksamkeit und Personenorientierung wie auch die Beachtung des Schutzes der Privatsphäre und die Berücksichtigung der körperlichen Ressourcen durch die Mitarbeiterin.

Andererseits geht es um die Bedarfe des Bewohners betreffend u. a. Hautzustand, Mundpflege, Rasur, Haarpflege und Nagelpflege. Dieser Teil der Kontrolle schließt auch die Unterstützung beim Kleiden und den Umgang mit Ausscheidungsproblematiken ein. Morgens endet die Pflegevisite mit dem Beginn des Frühstücks (z. B. nach dem Transfer in den Speiseraum).

Die Prüfung der Dokumentation (Abbildung des Pflegeprozesses) bezieht sich auf die erhaltenen Informationen während der Durchführungskontrolle. Die PDL fragt vorrangig nach der dokumentierten Darstellung der Berücksichtigung individueller Bedürfnisse und Bedarfe.

Nachtpflege, nächtliche Versorgung

In regelmäßigen Abständen besucht die Pflegedienstleitung die Einrichtung während der Nacht. Die hier entstehenden Eindrücke und Feststellungen nehmen mittelbaren Einfluss auf die Prüfung der Aussagen zur Nachtpflege.

Im Vordergrund stehen Aussagen zu Schlafgewohnheiten, Umsetzung von Wünschen zur und Erfordernissen bei der nächtlichen Versorgung (einschl. Essen und Trinken) und deren Gestaltung (Maßnahmenplan).

Kontinenzförderung

Naheliegend ist, dass im Zusammenhang mit der Visite der körperbezogenen Pflege auch die Kontinenzförderung ins Zentrum der Betrachtung rückt. Innerhalb der Versorgungssituation hat die Pflegedienstleitung auch verwendete Hilfsmittel auf Anwendung, Notwendigkeit, Vorhandensein und ordnungsgemäße Aufbewahrung gecheckt.

Die Dokumentationsprüfung gleicht Erfassung und Planung mit dem Gesehenen ab und sucht nach der Einschätzung des Kontinenzprofils, zugehöriger Diagnostik sowie Aussagen zum persönlichen Umgang der pflegebedürftigen Person mit der Problematik und der entsprechenden pflegerischen Planung.

Beziehungsgestaltung, Personenzentrierung, Einbeziehung, Teilhabe und Soziale Betreuung

Wie im Prüffeld zum Ernährungsmanagement profitieren die Leitungskräfte von ihrer kontinuierlichen Präsenz auf den Wohnbereichen: Gewohnheiten, Wünsche, Feedbacks zum Erleben von Bewohner*innen sind ihnen durch häufigen direkten Kontakt zu einem Großteil bekannt.

Die Erfahrungen mit der neuen Pflegevisite haben einerseits zu Komprimierung, andererseits zu Erweiterungen geführt. Die Einbeziehung der Sozialen Betreuung ist ein Beispiel für Letzteres.

Die Ausübung der Sozialen Betreuung geschieht durch Fachkräfte wie Sozialarbeiter*innen, Altentherapeut*innen, den Betreuungsassistent*innen sowie dem Freiwilligendienst und Ehrenamtlichen. Auch Pflegende sind an der Sozialen Betreuung beteiligt. Die Planungsverantwortung für die einzelnen Pflegeempfänger*innen liegt bei der Pflegefachkraft, die Steuerungsverantwortung bei der Leitung des Sozialen Dienstes und/oder der Pflegedienstleitung. Auf die QPR bezogen, obliegt die fachliche Aufsicht innerhalb des Betriebes der PDL. Inwieweit Prüfaufgaben aufgeteilt werden, ist eine innerbetriebliche Entscheidung.

Die Aktivitäten der Sozialen Betreuung umfassen ein breites Spektrum, welches neben der unmittelbaren Einzel- und Gruppenbetreuung auch Aspekte der Einbeziehung, Selbstbestimmung, Teilhabe und Integration, aber auch das Wohlbefinden durch u. a. Milieugestaltung und die Berücksichtigung von gruppendynamischen Prozessen enthält.

Die QPR fragt zur
»Unterstützung bei der Gestaltung des Alltagslebens und der sozialen Kontakte«[58] die

- die »Unterstützung bei Beeinträchtigung der Sinneswahrnehmung[59]«[60] mit den Leifragen:
  1. *»Wurden Beeinträchtigungen des Seh- und Hörvermögens erfasst und in ihren Folgen für den Lebensalltag zutreffend eingeschätzt (einschlich ihre Bedeutung für gesundheitliche Risiken?*
  2. *Werden Maßnahmen ergriffen, um die Beeinträchtigungen des Seh- und Hörvermögens zu kompensieren?*
  3. *Werden geeignete Hilfsmittel zur Kompensation der Beeinträchtigungen des Seh- und Hörvermögens eingesetzt?«*[61]

- die »Unterstützung bei der Tagesstrukturierung, Beschäftigung und Kommunikation«[62] mit den Leitfragen:
  1. *»Sind die Interessen an Aktivitäten und Gewohnheiten der versorgten Person bekannt?*
  2. *Wurde mit der versorgten Person (oder ihren Bezugspersonen) eine individuelle Tagesstrukturierung erarbeitet?*
  3. *Orientieren sich pflegerische Versorgung und andere Hilfen an der individuell festgelegten Tagesstrukturierung und den Bedürfnissen der versorgten Person?*

[58] Richtlinien des GKV-Spitzenverbandes für die Qualitätsprüfung in Pflegeeinrichtungen nach § 114 SGB XI Vollstationäre Pflege, Dezember 2018, Nachdruck Juli 2022, S. 46

[59] Die Beurteilungskriterien zum eingeschränkten seh- und Hörvermögen finden sich in der Qualitätsaussage Seite 46 der QPR.

[60] Ebd.

[61] Ebd., S. 47

[62] Ebd., S. 48

4. *Erhält die versorgte Person Unterstützung dabei, bedürfnisgerechten Beschäftigungen im Lebensalltag nachzugehen?«*[63]

um zu ermitteln,

»(...) ob für die versorgte Person eine individuelle Gestaltung des Tagesablaufs ermöglicht und gefördert wird, die ihren Bedürfnissen entspricht.
(...) ob bei versorgten Personen, die kognitive oder psychische Beeinträchtigungen aufweisen, die Tagesstrukturierung zur Förderung von Orientierung und Wohlbefinden eingesetzt wird. (..) ob die versorgte Person bei der Auswahl und Durchführung bedürfnisgerechter Aktivitäten unterstützt wird, ebenso bei der Kommunikation mit vertrauten Bezugspersonen, Freunden oder Bekannten.«[64]

Die QPR fragt zur »Unterstützung in besonderen Bedarfs- und Versorgungssituationen«[65]

- die »Unterstützung der versorgten Person in der Eingewöhnungsphase nach dem Einzug« mit den Leitfragen:
  »Wurde vor dem Einzug oder kurzfristig (innerhalb von 24 Stunden) nach dem Einzug der versorgten Person eine Einschätzung vorgenommen, ob bzw. in welchen Punkten ein dringender Versorgungsbedarf besteht?
  1. *(...Langzeitpflege) Leistete die Einrichtung in den ersten Wochen nach dem Einzug zielgerichtete Unterstützung?*
  2. *(...Kurzzeitpflege) Leistete die Einrichtung in den ersten Tagen nach der Aufnahme zielge richtete Unterstützung?«*[66]

Das Prüferteam (Qualitätsprüfung) checkt dazu folgende Sachverhalte:

- *»Datum des Integrationsgesprächs (soweit durchgeführt; entfällt bei KPf*),*
- *Anpassung der Unterstützung während der ersten acht Wochen des stationären Aufenthalts (entfällt bei KPf*[67]*)«*[68]

---

[63] Ebd.
[64] Ebd.
[65] Ebd., S. 53
[66] Ebd., S. 53f.
[67] KPf – Kurzzeitpflege
[68] Ebd., S. 53

Es führt die Plausibilitätskontrolle anhand folgender Frage durch:

- *»Stehen die Angaben zum Einzug und zur Durchführung eines Integrationsgesprächs in der Ergebniserfassung in Einklang mit den Informationen aus anderen Quellen?«*[69]

Erinnern wir uns zudem an die Leitfragen zum Punkt »Unterstützung im Bereich der Mobilität« aus dem Qualitätsbereich »Unterstützung bei der Mobilität und Selbstversorgung« (▶ Tab. 30, S. 69) und hier – nicht nur, jedoch besonders – an die zweite Frage: *»Erhält die versorgte Person, wenn sie es wünscht, Unterstützung für Aufenthalte im Freien?«*[70]

All diese Inhalte haben Sie im Hinterkopf, wenn Sie sich dem Prüffeld widmen. Ein Leitfaden darf hier der Unterstützung dienen:

Tab. 53: Leitfaden für das Prüffeld Soziale Betreuung

Aspekte	Bedarfe & Bedürfnisse	Maßnahmen	Evaluation
Beziehungsgestaltung Personenzentrierung Einbeziehung, Selbsteinschätzung Wohlbefinden Biografie, Grundbotschaft Integration und Teilhabe	• Sind Bedarfe und Bedürfnisse der Person vollständig ermittelt? • Entsprechen sich die Ermittlung durch Soziale Betreuung und Pflege?	• Entspricht der Maßnahmenplan insgesamt den Bedarfen und Bedürfnissen? • Werden die Maßnahmen nachweisbar durchgeführt? • Entsprechen sich die Maßnahmenpläne durch Soziale Betreuung und Pflege?	• Erfolgt eine regelmäßige Evaluation und Anpassung? • Entsprechen sich Evaluation durch Soziale Betreuung und Pflege?

[69] Ebd.
[70] Ebd., S. 28

Vorgehensweise:

- Die Pflegevisite startet mit der Befragung der Betreuungskräfte, Alltagsbegleiter*innen/Betreuungsassistent*innen zu den einzelnen pflegebedürftigen Personen.
- Die Dokumentationsprüfung mit der Fachkraft vergleicht Inhalte dieser Gespräche, Eindrücke vom Zusammenleben auf dem Bereich und den Gesprächen mit den Bewohner*innen mit den Informationen aus der Dokumentation.

Ein besonderer Fokus liegt zudem auf Personen, die sich eher nicht an Gemeinschaftsaktivitäten beteiligen mögen, und wie ihren Wünschen begegnet wird.

Mit im Blick:

- Veranstaltungskalender, Betreuungs-, Wochen- und Aktivitätenpläne,
- Milieugestaltung,
- Aktivitäten in Verbindung und Vernetzung zur Außenwelt (Gemeinde, Schulen, Kindergärten, Parteien, Kulturelle Veranstaltungen etc.),
- Einbeziehung, Teilhabe (z. B. Beiratsbegleitung durch die zuständigen Mitarbeiterinnen),
- Veranstaltungen für Angehörige (Protokolle, Anwesenheitslisten).

Wahrung der Freiheitsrechte

Vorgehensweise: Schilderung der Pflegefachkraft von beobachtetem herausforderndem Verhalten, von Fremdgefährdung oder Selbstgefährdung.

Einsicht in die schriftlichen Äußerungen in Bericht, Fallbesprechung, ggf. weiteren Dokumentationsbestandteilen: Gibt es Hinweise auf nicht ausreichende Gründlichkeit in Wahrnehmung, Verständnis und Umgang? Sind die Angehörigen einbezogen?

Sind tatsächlich Maßnahmen zur Freiheitsentziehung angeordnet, erfolgt die Betrachtung der Beschlussvorlage, zugehöriger Fallgespräche und Maßnahmenbeschreibung, Berichtseinträge und Nachweisführung der Durchführung. Die Notwendigkeit der Maßnahme wird immer in Frage gestellt, Alternativen geprüft.

Check Medikation: Liegt eine Psychopharmaka-Medikation vor, wird diese hinsichtlich ihrer Indikation, Dosierung, Wirkung und Nebenwirkungen hinterfragt. Unter Umständen folgt die Rücksprache mit der Vertragsapotheke und dem verordnenden Arzt.

Unterstützend wirkt das jährliche Teamgespräch zu FEM und Gewaltprävention in zeitlicher Nähe zur Pflegevisite in diesem Prüffeld.

Zeitbedarf

Diese Pflegevisite, wie sie hier dargestellt wird, ist in Häusern erprobt, in denen die Wohnbereiche durchschnittlich 25 Bewohner*innen beherbergen.

Eine Leitungskraft verbringt im Jahr jeweils vier Zeitstunden an 52 Arbeitstagen mit der Pflegevisite. Integriert ist hierbei die Überprüfung der Medikamente und weiterer behandlungspflegerischer Maßnahmen. Bei Integration der Überprüfung der pflegefachlichen Durchführung durch die Pflegehelfer*innen erweitert sich der Zeitraum entsprechend.

Bei 220 jährlichen Arbeitstagen verbleiben 168 Pflegevisitenfreie Tage.

Nicht eingerechnet ist allerdings die Einzugsvisite im Rahmen der ersten vier bis sechs Wochen, die pro pflegebedürftiger Person durchgeführt wird, und, da prozessbegleitend, eher in der täglichen Begleitung der Pflegeleitung liegt.

Tab. 54: Zeitbedarf für Pflegevisiten während eines Jahres

<table>
<tr><th colspan="2">Themenbereich</th><th>Dauer in Tagen*</th><th>Tage auf 6 Bereiche</th><th>Tage pro Führungskraft (bei 3 Ltg.)</th></tr>
<tr><td colspan="2">Behandlungspflege einschl. Medikamente</td><td>4</td><td>24</td><td>8</td></tr>
<tr><td colspan="2">Schmerzmanagement</td><td>2</td><td>12</td><td>4</td></tr>
<tr><td rowspan="4">Mobilität</td><td>Mobilitätsförderung</td><td rowspan="4">6</td><td rowspan="4">36</td><td rowspan="4">12</td></tr>
<tr><td>Dekubitusprophylaxe</td></tr>
<tr><td>Sturzprophylaxe</td></tr>
<tr><td>Kontrakturgefahr, Kontrakturen</td></tr>
<tr><td colspan="2">Direkte Begleitung</td><td>6</td><td>36</td><td>6</td></tr>
<tr><td colspan="2">Beziehungsgestaltung, Personenzentrierung, Einbeziehung und Soziale Betreuung</td><td>2</td><td>12</td><td>4</td></tr>
<tr><td rowspan="3">Selbstversorgung</td><td>Ernährung & Flüssigkeitsaufnahme</td><td>2</td><td>12</td><td>4</td></tr>
<tr><td>Körperbezogene Pflege Morgen-, Abend-, Mundpflege, Duschen, Baden, Nachtpflege</td><td>2</td><td>12</td><td>4</td></tr>
<tr><td>Kontinenzförderung Fähigkeiten Einschränkungen</td><td>1</td><td>6</td><td>2</td></tr>
<tr><td colspan="2">Rechte, Freiheitswahrung</td><td>1</td><td>6</td><td>2</td></tr>
<tr><td colspan="2">Gesamt</td><td>26</td><td>156</td><td>52</td></tr>
<tr><td colspan="5">* Auf ca. 25 pflegebedürftige Personen pro Einheit (Bereich gerechnet)</td></tr>
</table>

5.7.2 Sonderfall »Einzugsvisite«

Alle länger als 14 Tage stationär (21 Tage in Kurzzeitpflege) in der Einrichtung lebenden Bewohner werden in die Indikatoren-gestützte Prüfung einbezogen (abzüglich begründet Ausgeschlossener). Die Expertenstandards formulieren für Risikoeinschätzungen jeweils die Anforderung, sie erfolge *»unmittelbar zu Beginn des pflegerischen Auftrags«*[71], worunter allgemein 24 Stunden verstanden werden. Siehe hierzu auch Abschnitt »Pflegevisite in der Sozialen Betreuung«.

Das **Evaluationsgespräch** ist eine Empfehlung, die wir Ihnen geben. Die beteiligten Berufsgruppen ermitteln (möglichst) gemeinsam, ob der Einzugsprozess positiv abgeschlossen werden kann. Ist dies nicht der Fall, folgen Fallbesprechung und eine erneute Evaluation der Maßnahmen.

Tab. 55: Empfehlung für eine Struktur zum Einzugsprozess

Baustein	Termin-, Zeitangabe/wer	Dokumentationshinweise
Begrüßungsrituale, Kennenlernen Einzugsgespräch	Einzugstag/ erste 24 Stunden	Bericht Risikoeinschätzung
Eingewöhnung	8 Wochen	Bericht Maßnahmenpläne
Bezugspflegegespräch	Bezugspflegefachkraft möglichst am ersten Tag	Bericht, Biografie
Ermittlung Alltagsgestaltung	Betreuungsdienst nach ca. 14 Tagen	Bericht, Biografie
Befragung	Sozialer oder Betreuungsdienst nach ca. 4 Wochen	Befragungsbogen

[71] DNQP (2017): Expertenstandard Dekubitusprophylaxe in der Pflege, 2. Aktualisierung, Osnabrück, S. 14 (exemplarisch)

Baustein	Termin-, Zeitangabe	Dokumentationshinweise
Pflegevisite nach Einzug	nach ca. 4 Wochen	Pflegevisitenbogen »Einzug«
Integrationsgespräch*	nach ca. 4–6 Wochen	Bericht Beratungsbögen
Evaluationsgespräch	Abschluss des Einzugsprozesses spätestens nach ca. 8 Wochen	Bericht Maßnahmenpläne
* »Ein Integrationsgespräch wird mit dem Bewohner bzw. der Bewohnerin und/oder ggf. dessen Angehörigen oder anderen Bezugspersonen geführt.«**		
** Ebd		

Die Einzugsvisite checkt das Grundgerüst

Die Erstellung der Dokumentationsinhalte im Einzugsprozess stellt die Weichen für alle weiteren Schritte. Was hier grundlegend stimmt, braucht später »nur« fortgeführt zu werden. Die Pflegevisite im Einzugsprozess hat daher die besondere Funktion, detailliert zu prüfen, ob alle erforderlichen Aspekte bedacht, korrekt erfasst, eingeschätzt und in adäquaten Maßnahmen beantwortet werden. Die Einzugsvisite ist immer »Einzelfallvisite«. Kennzeichnend für diese Visitenform ist die kontinuierliche Kontaktaufnahme zum Bewohner, zu den begleitenden Mitarbeiterinnen und den Angehörigen.

Ermöglichung von Herzenswünschen

Die Beurteilung der Wirkung ergriffener Maßnahmen demonstriert den Zusammenhang von Befragung und Integrationsgespräch. Antworten in Befragungen, die sich vertrauensbildend als wertvolle Hinweise zur Ergreifung der Person wichtiger Maßnahmen herausstellen sind beispielsweise:

- »Ich konnte wegen der Bettruhe nach der Operation nicht aus dem Bett. Ich komme hier nicht an. Ich weiß ja gar nicht, wo ich bin.« 10 Tage später: »Durch die Mobilisation konnte ich jetzt schon einmal aus dem Bett. Meine Tochter ist mit mir im Rollstuhl um das Haus gegangen, da habe ich gesehen, wo ich wohne, hier im zweiten Stock. Das Fenster habe ich von unten gesehen.«

- »Ich hätte so gerne meinen Papagei.«
- »Mein Gebiss passt nicht mehr.«
- »Wenn ich abends im Bett liege, fällt ein Schatten in diese Ecke, das macht mir Angst.«
- »Der Griff von der Kommode ist locker.«
- »Ich esse abends lieber Marmelade, hier kriege ich immer Käse.«
- »Ich möchte nicht allein Fußball gucken.«

Hinweise zur Pflegevisite nach Einzug

Im Vordergrund der Eingewöhnungsphase stehen das gegenseitige Kennenlernen, der wechselseitige Erhalt von Informationen und die Sicherstellung der Versorgung. Die »Pflegevisite nach Einzug« betrachten wir losgelöst vom Pflegevisitenprogramm. Sie fragt gezielt nach einzelnen Schritten der Eingewöhnungsphase und bezieht innerbetriebliche Fragen ein, wie das Zusammenwirken verschiedener Arbeitsbereiche, das Vorhandensein von erforderlichen Hilfsmitteln und deren Funktionsfähigkeit, Kontakte, und die Einbeziehung der An- und Zugehörigen einschl. der Klärung finanzieller Fragen. Aus der Dokumentation werden dazu vorrangig Risikoerfassung, Pflege- wie Sozialanamnese einschl. Biografieerfassung, Medikamentenplan, Maßnahmenpläne sowie das Berichtswesen herangezogen.

Konkret in Bezug auf den Einzugsprozess (bis zu acht Wochen nach Einzug/ Aufnahme[72]):

- Datum eines Integrationsgesprächs vor Ablauf der acht Wochen nach Einzug?
- Erfolgten Evaluationen und daraufhin die ggf. erforderliche Anpassung von Maßnahmen?

[72] Krankenhausaufenthalte während der Eingewöhnungsphase verlängern diese rechnerisch.

Definition **Integrationsgespräch**

Das Integrationsgespräch für Bewohner*innen nach dem Einzug entspricht dem »Anteil der in den letzten sechs Monaten eingezogenen Bewohner bzw. Bewohnerinnen, bei denen frühestens sieben Tage und spätestens acht Wochen nach dem Einzug ein Integrationsgespräch durchgeführt, ausgewertet und dokumentiert wurde. Ein Integrationsgespräch wird mit dem Bewohner bzw. der Bewohnerin und/oder ggf. dessen Angehörigen oder anderen Bezugspersonen geführt.«*

Da sich die Anforderungen sich an Pflege- wie Betreuungskräfte, unter Umständen auch an hauswirtschaftliche Mitarbeitende richten, reicht der Blick in die anderen Prüffelder hinein, z. B. bei der Umsetzung von Prophylaxen.

* Maßstäbe und Grundsätze für die Qualität, die Qualitätssicherung und -darstellung sowie für die Entwicklung eines einrichtungsinternen Qualitätsmanagements nach § 113 SGB XI in der vollstationären Pflege vom 23.11.2018, zuletzt geändert am 17.06.2022, S. 5

6 Die Inhalte der Checkliste ausarbeiten

Dieser Abschnitt wendet sich nicht nur, jedoch besonders, an die Leser*innen aus dem Feld der Gesundheits- und Krankenpflege. Während die Pflegevisiteninhalte aufgrund der vorliegenden Prüfstrukturen und -kriterien in der Altenpflege »auf der Hand liegen«, unterscheiden sich die Anforderungskriterien in den jeweiligen Stations- und Funktionsbereichen erheblich. Einen flächendeckenden Umgang mit »Pflegevisite« gibt es nicht. Wenn sie verwendet wird, wird sie mit ganz unterschiedlicher Zielsetzung eingesetzt (▸ Kap. 3).

Sie erhalten im Folgenden eine Anleitung, sich die Checkliste inhaltlich selbst nach eigenem Bedarf aufzubauen. Besonders eingegangen wird auf das Feld der Pflegedokumentation, welches alle Pflegenden, wenn auch auf unterschiedliche Weise, teilen.

6.1 Priorisierung

Welche Themen/Kategorien möchte/muss ich visitieren?
Schreiben Sie die Themen, die Sie mittels Ihrer Checkliste untersuchen möchten, auf und überlegen Sie sich ein Zeitschema, in dem Sie sich diesen einzelnen Kategorien widmen wollen. Zum Beispiel die Abläufe beim »Einschleusen«/»Ausschleusen« des Patienten in den OP-Saal:

- Welche Schritte/Aspekte sind zu berücksichtigen?
- Welche Kriterien gelten für das Team-Time-Out zwischen Anästhesie, OP-Pflege, Ärzten, OP-Assistenz zur Vermeidung von Fehlern und Verwechslungen?
- Welche Maßnahmen werden ergriffen, um ein delirantes Syndrom nach der Operation frühzeitig zu erkennen? Die Angabe kann in Wochen, Monaten, quartalsweise etc. erfolgen.

Tab. 56: Checkliste

Thema/Kategorie/Feld	Frequenz	Zielgruppe
Einschleusung - Checkvorgänge	monatl. unspezifisch (unangekündigt)	Team
Ausschleusung	monatl. unspezifisch (unangekündigt)	Anästhesie, Springer, Bettenservice
Aufnahmemanagement	Quartal	Beteiligte Schnittstellen
Einarbeitung	immer, definierte Zeitabschnitte	Anleitung, Neue Mitarbeitende
Zeitarbeitskräfte	anlassbezogen	Anleitung, Zeitarbeitskraft
Assessement bei chronisch funktioneller Obstipation von Klein- und Schulkindern	1 x jährlich pro Mitarbeitende	aufnehmende/r Gesundheits- Krankenpfleger*in

Tägliche und wöchentliche Checks können Bestandteil der Gesamtvisite sein, es ist allerdings praktikabel und empfehlenswert, diese als einzelnen Check zu führen.

Schreiben Sie Ihre Begriffe auf ein quergelegtes DIN-A4- oder A3-Blatt. Lassen Sie jeweils darunter reichlich Raum für weitere Ausformulierungen.

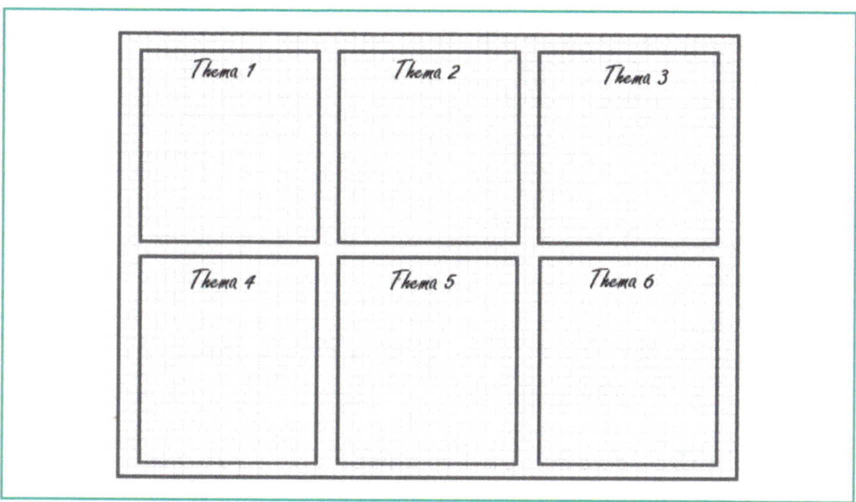

Abb. 6: Themenfindung.

In jedes Feld ein Titelbegriff der vorher gewählten Themen, z. B. »Körperbezogene Pflege«, »Schüleranleitung«, »Medikamente«, »Entlassmanagement«, »Dokumentation« … Alternativ können Sie auch eine Mindmap nutzen:

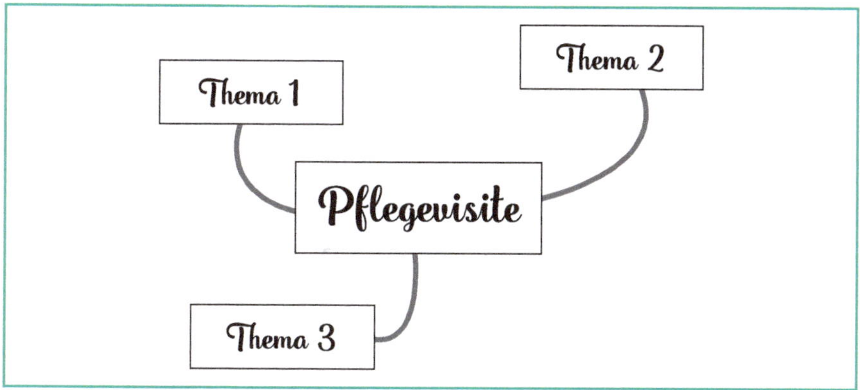

Abb. 7: Mindmap.

6

6.2 Erstellung von Kriterien und Unterkriterien

Finden Sie im zweiten Schritt zu jeder einzelnen Kategorie, die Qualitätskriterien, die Sie überprüfen möchten.Die Dokumentation betreffend wäre dies z. B.:

- Sachliche Richtigkeit
- Relevanz
- Verständlichkeit
- Ordnung
- Prozessabbildend
- Objektiv

Nennen Sie dazu die Unterkriterien: Was macht dieses Kriterium aus? Die Dokumentation betreffend wäre dies z. B.:

Tab. 57: Beispiele für Kriterien und Unterkriterien

Kriterien	Unterkriterien
Fachliche Richtigkeit	fachlich korrekte Einschätzung und Wiedergabe von Beobachtungen und Schlussfolgerungen
Sachliche Richtigkeit	konkrete Fakten,
Relevanz	informativ, nur bedeutsame Informationen, Häufigkeiten, angemessen
Verständlichkeit	Sprache, Ausdruck, Menge, Schrift unterstützen die Verständlichkeit
Ordnung	im Sinne von vorhandenen (und genutzten) Ordnungshilfen, seien es Farben, Reitersysteme, Ablagen, Register oder Kategorisierungen für die spätere Filterung
Prozessabbildend	Begründung und Wirkung von Handlungen sind nachlesbar Handlungskorrekturen werden abgedrückt
Objektiv	in dem Sinne, dass beschrieben und möglichst nicht bewertet wird, Vermutungen sind gekennzeichnet

Füllen Sie den leeren Raum unter den jeweiligen Themenblöcken mit Ihren Kriterien und Unterkriterien:

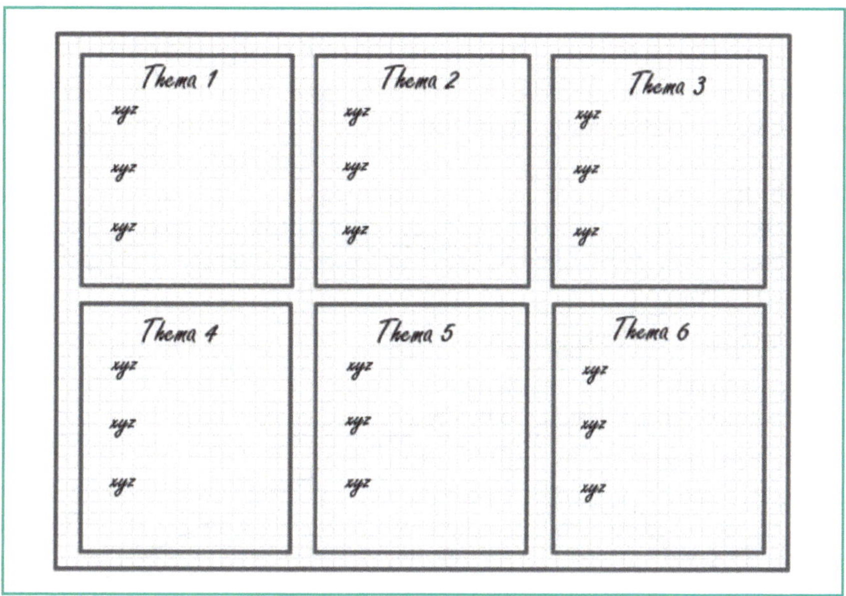

Abb. 8: Themenfindung Teil 2.

Verwenden Sie alternativ die Mindmap.

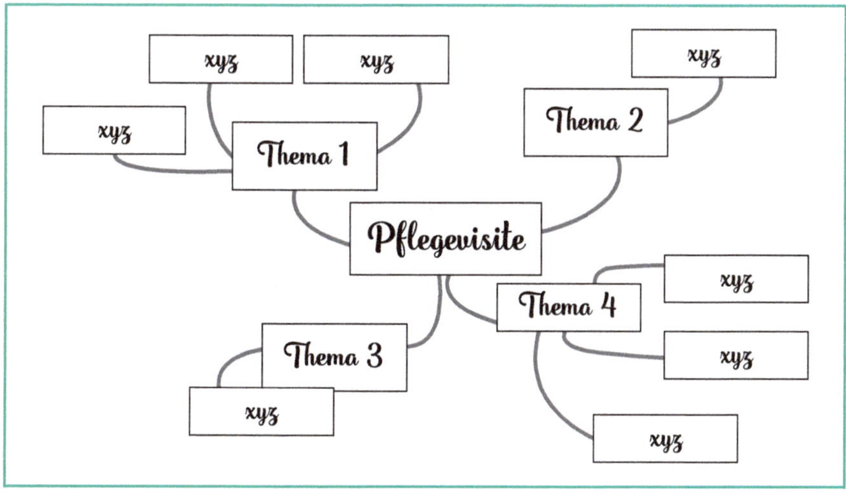

Abb. 9: Mindmap Teil 2.

6.3 Ausformulierung

Am Beispiel der Anforderungen an die Dokumentation ließe sich nun eine solche Liste ausarbeiten:

Tab. 58: Kriterien

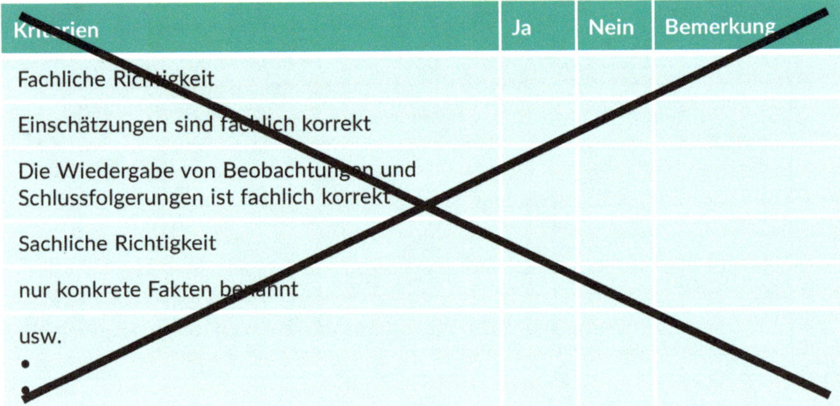

Kriterien	Ja	Nein	Bemerkung
Fachliche Richtigkeit			
Einschätzungen sind fachlich korrekt			
Die Wiedergabe von Beobachtungen und Schlussfolgerungen ist fachlich korrekt			
Sachliche Richtigkeit			
nur konkrete Fakten benannt			
usw. • •			

Das empfehlen wir allerdings nicht. Stattdessen gehen wir den Kriterien und Unterkriterien nochmals nach. Dabei stellen wir fest, dass wir sie aufgrund unserer Qualifikation und anhand unserer Erfahrung als Führungskraft ohnehin im Kopf haben und dazu nicht auf eine zusätzliche Auflistung angewiesen sind zu weiteren Oberpunkten zusammenfassen können.

Tab. 59: Kriterien

Kriterien	Zusammenfassung
Fachliche Richtigkeit Sachliche Richtigkeit Prozessabbildend	fachlich ok.
Relevanz Verständlichkeit Objektiv	inhaltlich ok.
Ordnung	formal ok.

Die zusammengefassten Kriterien bringen Sie nun in eine Checkliste:

Tab. 60: Checkliste der Kriterien

Dokumentation	Ja	Nein	Bemerkung
fachlich ok.			
inhaltlich ok.			
formal ok.			

6.4 Üben

Sie können diese Vorgehensweise bezogen auf jegliches Thema anwenden. Dem Einwand, diesen abgekürzten Weg hätte man sofort nehmen können, stellen wir gegenüber, dass wir uns erst in der Vertiefung des jeweiligen Themas unserer Kenntnisse und den anliegenden Kriterien bewusst werden. Zudem kann es sein, dass Sie sich aus individuellen oder organisatorischen Gründen gegen eine weitere Einkürzung entscheiden. Üben Sie die Vorgehensweise mit einem Thema Ihrer Wahl, Sie werden schnell merken, dass es »in Fleisch und Blut übergeht«.

7 Checklisten

7.1 Pflegevisite – Fragebogen

Es gibt beinahe so viele Fragebögen zur Pflegevisite wie es Pflegevisiteurinnen gibt. Unseren Bogen verstehen Sie bitte als Prototyp, der nach Bedarf in verschiedene Richtungen erweitert oder verkürzt werden kann. Bei der Vorgehensweise der hier beschriebenen Pflegevisitenform sind Sie weitgehend unabhängig von dem Bogen, auf den **Sie** sich beziehen.

Vielleicht möchten Sie sich aber auch Hilfsbögen erstellen. Möglicherweise für die Einarbeitung einer Wohnbereichsleitung, sodass der Weg der Reduzierung von Komplexität praktisch, beim Tun, vor sich gehen kann.

Die Verwendung von möglichst wenig und günstig ausgenutztem Papier dürfte Ihrem Interesse entsprechen. Daher ist es lohnenswert, sich im Vorfeld Klarheit über Fragestruktur, Form der Fragestellung und das Bewertungsschema zu verschaffen. Was soll mein Bogen leisten? Benötige ich Raum für Kommentare/Freitext?

Der Fragebogen dient als
- Leitfaden für das Pflegevisitengespräch,
- Checkliste, um keine relevanten Punkte zu vergessen,
- Dokumentation der Pflegevisite.

Bei der Erstellung von Fragebögen geschehen mitunter einige klassische Fehler, zumindest aber Ungünstigkeiten, die bei der Verwendung oder der anschließenden Rückschau stören.

Daneben findet man Überfrachtung, weil nichts vergessen werden soll, Ungenauigkeiten in den Formulierungen oder Unklarheiten mit dem Bewertungsschema: Was genau bedeutet »teilweise erfüllt«?

In jedem Fall hinterlegen Sie oben eine Rubrik für Ort, Datum, einbezogene Personen, um Nachvollziehbarkeit zu gewährleisten.

Mit folgender Liste lässt sich jede einzelne Frage auf jedes einzelne Kriterium gegenprüfen:

- Hier ist nur ein Zustand in Frage gestellt. Ein stimmiges Qualitätskriterium ist angegeben.
- Der Zustand ist eindeutig formuliert.
- Die Frage ist geschlossen.
- Es ist der wünschenswerte Zustand benannt.
- Die Formulierung entspricht in ihrer Genauigkeit exakt meinen Vorstellungen.

Zur Erstellung eigener Fragebögen hier einige Tipps:

Tab. 61: Tipps zur Fragebogenerstellung

☺	☹
Stellen Sie nur eine Frage	
Jedes Kriterium in **einer** Frage.	Zwei Zielrichtungen in einer Frage.
Ist der Umgang mit Medikamenten sachgerecht?	Ist der Umgang mit Medikamenten sachgerecht und der Verordnung entsprechend?
Ist der Umgang mit Medikamenten der Verordnung entsprechend?	
Stellen Sie die Frage eindeutig, indem Sie ein Qualitätskriterium vorgeben:	
Eindeutigkeit für die Bewertung	Fehlendes Qualitätskriterium:
Sind vorhandene Wunden fachlich korrekt beschrieben?	Sind die Wunden beschrieben?

☺	☹
Formulieren Sie einen gewünschten Zustand:	
Gewünschter Zustand	Ungewünschter Zustand
Augentropfen vor Ablaufdatum	keine abgelaufenen Augentropfen
Schreiben Sie nur geschlossene Fragen:	
geschlossen	offen
Das Kontrakturrisiko ist korrekt erfasst?	Wie wurde das Kontrakturrisiko beschrieben?
Anmerkung: Offene Fragen stellen Sie Ihren Mitarbeiterinnen im Gespräch. Sie öffnen damit den Raum für die Darstellung wichtiger Pflege- und Betreuungsaspekte.	
Benennen Sie den wünschenswerten Zustand und stellen Sie gar keine Frage:	
Als gewünschten Zustand beschreiben:	Als Frage
Angehörige werden in die Planung der Pflege einbezogen.	Werden Angehörige in die Planung der Pflege einbezogen?
Fragen Sie (nur) so genau, wie Sie müssen oder wollen und lassen Sie Freiraum	
Bemerkungen:	

Das Antwort-/Bewertungsschema

Entscheiden Sie sich für ein eindeutiges Bewertungsschema. Sie finden im Folgenden verschiedene Varianten. Es gilt, möglichst grundsätzlich eine Positivformulierung zu wählen, um bei der anschließenden Beantwortung der Frage eindeutig zu sehen, dass ein »Nein« für »Nicht erfüllt« und ein »Ja« für »erfüllt« steht. Wenn Aussagen negativ formuliert werden, ergibt sich zudem eine doppelte Verneinung:

Tab. 62: Ja-Nein-Schema

Kriterium	ja	nein	tnz.
Augentropfen vor Ablaufdatum	x		
keine abgelaufenen Augentropfen		x	

Die eindeutige Zuordnung zu einem »nein« oder »ja« mit der Option des »tnz.« (»trifft nicht zu«) hat sich bewährt.

Tab. 63: Notenschema

Kriterium	1	2	3	4
Personenzentrierung in allen pflegerischen Maßnahmen				
Schmerzeinschätzung korrekt				

Die Zuordnung zu einer Note erfordert die Hinterlegung einer eindeutigen Abgrenzung der einzelnen Beurteilungen zueinander. Wir raten ab.

Tab. 64: Ja-Nein-Schema plus »teilweise«

Kriterium	nein	teilweise	ja
Biografische Daten hinterlegt			
Beratungsgespräch beinhaltet alle Risiken			

Die Bewertung »teilweise« ist ungünstig, da die nicht vollständige Erfüllung ohnehin »nein« bedeutet. Nicht zu empfehlen.

Tab. 65: Erfüllt-Nicht erfüllt-Schema

Kriterium	erfüllt
Ernährungsplanung individuell	
Teilnahme an Aktivitäten der Betreuung	

»Erfüllt« als einziges Bewertungsschema bedeutet »nicht erfüllt«, wenn das Feld leer bleibt. Auch umgekehrt möglich.

Im Folgenden sehen Sie zwei Beispiellisten. Auch daran erkennen Sie, dass keine Liste ausschließlich »gut« ist.

Tab. 66: Checkliste Pflegevisite (am Modell der QPR 2014)

Fragen/Kriterien	erfüllt
Stammdaten vollständig	
Informationssammlung (SIS®, Pflegeanamnese/BIbA) vollständig.	
Aktive Kommunikation mit dem Arzt ist nachvollziehbar	
Ich-Aussagen in Selbsteinschätzung sind bedeutungsvoll.	
Umgang mit Medikamenten ist sachgerecht.	
Medikamentenversorgung entspricht den ärztlichen Anordnungen.	
Durchführung Behandlungspflege = ärztliche Anordnung.	
Bei chronischen Schmerzen systematische Einschätzung.	
Schmerzverhalten ist dokumentiert.	
Kompressionsstrümpfe sachgerecht angelegt.	
Umgang mit Trachealkanüle sachgerecht.	
Wundbeschreibung fachlich korrekt.	
Ort, Zeitpunkt Wunden/Dekubitus sind nachvollziehbar.	
Evaluation & Anpassung der Maßnahmen standardmäßig.	
Sturzrisiko korrekt erfasst.	
Sturzereignisse vollständig dokumentiert.	
Sturzprophylaxe individuell.	
Dekubitusrisiko korrekt erfasst.	
Dekubitusprophylaxe individuell.	
Betroffene/gefährdete Hautregionen korrekt benannt.	

Fragen/Kriterien	erfüllt
Kontrakturrisiko korrekt erfasst.	
Kontrakturenprophylaxe individuell geplant.	
Gewichtserfassung/BMI aktuell.	
Gewichtsverlauf der letzten 6 Monate ist nachvollziehbar.	
Ernährungsrisiko korrekt erfasst.	
Ernährungs- und Flüssigkeitsversorgung individuell geplant.	
Ressourcen und Risiken bezüglich Inkontinenz korrekt erfasst.	
Bei Inkontinenz sind die erforderlichen Maßnahmen korrekt geplant.	
Bei Demenz: Biografie bei Tagesgestaltung beachtet.	
Angehörige in Planung der Pflege einbezogen.	
Erforderliche Beratungs- und Bezugspflegegespräche geführt.	
Angebote Bewegungsförderung individuell geplant.	
Angebote Wahrnehmungsförderung individuell geplant.	
Angebote Kommunikationsförderung individuell geplant.	
Wohlbefinden mindestens 14-tägig ermittelt.	
Körperpflege entsprechend Bedürfnissen und Gewohnheiten.	
Mund- und Zahnpflege entsprechend Bedürfnissen und Gewohnheiten.	
Individuelle soziale Betreuung im Pflegeprozess berücksichtigt.	
Freiheitsentziehende Maßnahmen: rechtlich und fachlich eindeutige Einwilligungen/Genehmigungen liegen vor.	
Pflegebericht gibt situationsgerechtes Handeln wieder.	
Selbstbestimmung in der Planung berücksichtigt.	

Tab. 67: Überprüfung der Pflegedurchführung (Beispiel für den Einsatz von Bemerkungsfeldern)

Pflegesituation bei:	Fr./Hr.		Datum:
Mitarbeiterin:	Fr./Hr.		Bereich:
Die Durchführung der Maßnahmen fachlich und persönlich korrekt umgesetzt in Bezug auf:			
	ja	**nein**	**Bemerkungen**
Körperpflege			
Kleiden			
Trinken			
Essen			
Ausscheidung			
Bewegungsförderung			
Positionierung			
Transfer			
Kommunikation			
Beobachten AZ/Befindlichkeit			
Prophylaxe	**ja**	**nein**	**Bemerkungen**
Dekubitusprophylaxe			
Kontrakturenprophylaxe			
Sturzprophylaxe			

Einhaltung Hygienegrundregeln	ja	nein	Bemerkungen
Hygienische Händedesinfektion			
Schutzschürze und Schutzhandschuhe			
Hygienischer Abwurf			
Hygienischer Wäscheabwurf			
Nachbereitung des Arbeitsumfeldes			
Zimmer und Pflegehilfsmittel	**ja**	**nein**	**Bemerkungen**
Klingel ist für Bewohner erreichbar			
Getränke stehen erreichbar parat			
Hilfsmittel vorhanden			
Hilfsmittel sind sauber			
Brille, Zahnprothese, Hörgerät o.k.			
Schränke/Nachtschrank o.k.			
WC/Bad o.k.			

7.2 Lernen

Für die Gesprächsführung mit den Prüfern ist es sicher von Vorteil, wenn die »Chemie stimmt«. Wenn sich für die Prüfsituation früher jemand vornahm, nur auf das zu antworten, was gefragt wurde, ist das angesichts der offenen Fragestellung heute nicht mehr ausreichend. Es gilt, sich den Fragen sehr konzentriert, fokussiert und ganzheitlich orientiert zu stellen. Der Auftrag in der Pflegevisite heißt daher: Lernen.

Lernen findet auf allen Organisationsebenen statt. Es kann bedeuten, einen neuen Weg für eine Problemlösung gefunden zu haben. Es kann aber auch zu der Erkenntnis führen, dass ein erneutes Ansprechen einer Problematik negative persönliche Folgen nach sich zieht. Unser Pflegevisitenansatz verbindet Kontrolle mit Einbeziehung und Lernen. Das Lernen innerhalb des Pflegevisitengesprächs zielt auf die Ebenen:

- Pflegefachlichkeit in Praxis und Theorie,
- Personzentrierte Haltung,
- Fachgespräch mit dem Prüfer.

Ein wichtiges Mittel, um Lernen zu erzeugen, liegt in der Schaffung von **Überschaubarkeit**: Wie groß und weit ist das Feld, das vor Ihnen liegt? Entspricht es Ihrem Horizont, haben Sie ausreichend Selbstvertrauen?

Ein anderes Mittel ist das Herstellen von **Machbarkeit**: Sie verfügen über die erforderliche Menge an Kraft und Macht und können die Aufgabe bewältigen.

Im nächsten Schritt gilt es dann, **Verbindungen** zu schaffen: Sie können mit Ihren Fähigkeiten einen Beitrag zum Gelingen leisten.

Schließlich der krönende **Abschluss**: Ihre Arbeit erfüllt einen Sinn und Zweck und ist bedeutsam.

So folgen Sie dem Konzept des Kohärenzgefühls/Kohärenzerlebens nach Aaron Antonovskys, bei dem echtes Lernen im System durch drei wichtige Faktoren ermöglicht wird:

Verstehbarkeit (Comprehensibility) – *»Die Person mit einem hohen Ausmaß an Verstehbarkeit geht davon aus, dass Stimuli, denen sie in Zukunft begegnet, vorhersagbar sein werden oder dass sie zumindest, sollten sie tatsächlich überraschend auftreten, eingeordnet werden und erklärt werden können.«*[73] Wir verwenden in unserem Zusammenhang alternativ auch das Wort »**Überschaubarkeit**«.

---

[73] Antonovsky A (1997): Salutogenese. Zur Entmystifizierung der Gesundheit. dgvt Verlag, Tübingen, S. 34

Definition **Überschaubarkeit**

Die neue Pflegevisite gliedert sich in Einzelaspekte des Pflegeprozesses. Jeder Visitendurchgang richtet sich auf einen Teilbereich (z. B. Sturzprophylaxe) für alle betreffenden Bewohner einer Einheit (Bereich, Station).

Wesentlich für das Verstehen ist die Wiederholung. Da die Anforderungskriterien bei jeder neu zum Thema angeschauten Person wieder angeführt werden, führt der Wiedererkennungswert, auch aufgrund ermittelter Defizite, zu Sicherheit, Sich-Auskennen und letztlich zum Erfolgserlebnis.

7

Handhabbarkeit (Manageability) – *»Wer ein hohes Maß an Handhabbarkeit erlebt, wird sich nicht durch Ereignisse in die Opferrolle gedrängt oder vom Leben ungerecht behandelt fühlen.«*[74] Wir nennen es auch »**Machbarkeit**«.

Definition **Machbarkeit**

In der neuen Pflegevisite prüfen Pflegeleitung und Pflegefachkraft gemeinsam alle Kriterien. Abweichungen und »Fehler« werden sofort korrigiert bzw. die entsprechenden Verbesserungsmaßnahmen eingeleitet. Machbarkeit wird prompt erlebt.

Bedeutsamkeit – (Meaningfulness) – Diese Komponente bezieht sich auf das *»Ausmaß, in dem man das Leben emotional als sinnvoll empfindet: dass wenigstens einige der vom Leben gestellten Probleme und Anforderungen es wert sind, dass man Energie in sie investiert, dass man sich für sie einsetzt und sich ihnen verpflichtet, dass sie eher willkommene Herausforderungen sind als Lasten, die man gerne los wäre.«*[75]

---

[74] AaO., S. 35

[75] Ebd.

Dieser Komponente räumt Antonovsky besondere Wichtigkeit ein. Sie ist das »motivationale Element«[76] denn: *»Ohne sie ist ein hohes Ausmaß an Verstehbarkeit und Handhabbarkeit wahrscheinlich von kurzer Dauer.«*[77]

Im Folgenden möchten wir zwei Aspekte unseres Verständnisses von Bedeutsamkeit hervorheben:

1. Sinnerleben und
2. zwischenmenschliche Verbindung.

Sinnerleben

Mit der neuen Pflegevisite vollbringen Sie durch gemeinsames »Abarbeiten« der »Fehler« einen Resetvorgang. In dem Bewusstsein: »Jetzt starte ich neu, alles ist richtig eingestellt« liegt Entlastung. Das Wissen um die Übereinstimmung von Planung und Realität schafft Vertrauen ins gemeinsame Wirken, da Kunden (Bewohner, Patienten, Nutzer) echten Gewinn davon haben und für die Einrichtung ein hohes Maß an Organisationssicherheit erlangt wird.

Zwischenmenschliche Verbindung

Die Verbindung zur Führungskraft erleichtert den Zugang zum Thema. Die Art und Weise der Zusammenarbeit öffnet eine neue Vertrauensebene. Gestatten Sie uns hier einen Gedanken an Schulfächer, die Ihnen nur lagen, wenn Sie eine Verbindung zur Person des Lehrers/der Lehrerin erlebten. Insofern sehen wir in der Kraft der Verbindung zur Führungsperson eine besondere Rolle im Bedeutsamkeitserleben. Das Folgen fällt um vieles leichter, wenn die Menschen, die uns leiten, Leitfiguren sind.

---

[76] Ebd.

[77] AaO., S. 38

Definition **Kohärenzgefühl/-erleben**

Kohärenzgefühl/-erleben heißt im Original bei Antonovsky »sense of coherence«. Das Konzept bildet den Mittelpunkt der Salutogenese (wörtlich: »Gesundheitsentstehung«), einem bedeutenden Modell der Gesundheitsforschung. Je nach Vorhandensein und in der gegenseitigen Beziehung zueinander begründen die drei Faktoren Verstehbarkeit, Handhabbarkeit und Bedeutsamkeit den Grad des Kohärenzerlebens einer Person.

*»Verwandt ist Kohärenz insbesondere mit dem Begriff des Selbstwirksamkeitserlebens. Selbstwirksamkeit beschreibt die eigene Kompetenz- und Kontrollüberzeugung, d. h. das Vertrauen in seine Fähigkeiten und sein Können. Selbstwirksame Menschen glauben in der Lage zu sein, neue Dinge erfolgreich zu lernen, Einfluss zu nehmen und damit Herausforderungen erfolgreich zu bewältigen. (...).«**

* https://juttaheller.de/resilienz/resilienz-abc/selbstwirksamkeit/, Zugriff 17. April 2019

8 Im Dialog: Vom Umgang mit dem »Fehler-Reichtum«

8.1 Fehler und ihr Nutzen

An der Umsetzung der Pflegeplanung sind viele Personen beteiligt. Fehler geschehen. »Fehler« bedeutet: Es fehlt an etwas. Der Fehler entsteht im Vergleich zu einem erfüllten Zustand (beschriebenes und/oder gedachtes »Soll«). Unterschieden werden

- **Kritische Fehler**, die für die betroffene Personen und Umgebung kritische Folgen mit sich bringen (z. B. Personengefährdung: Dekubitusentstehung),
- **Hauptfehler** gelten als nicht-kritisch, allerdings führen sie zu einer erheblichen Beeinträchtigung (z. B. nicht eingetragene Vorliebe bei der Nahrungsaufnahme),
- Nebenfehler haben keine wesentlichen Folgen.

Der Hauptfehler entspricht dem C-Defizit: Risiko negativer Folgen für die versorgte Person

Der Kritische Fehler ist gleich dem D-Defizit: eingetretene negativen Folgen für die versorgte Person (▶ Kap. 4.2).

Entscheidend für die Schwere eines Fehlers ist die durch ihn entstehende Differenz zwischen Soll- und Ist-Zustand (intakte Haut – Dekubitus im jeweiligen Stadium).

Neben der Schwere eines Fehlers steht die **Fehlerhäufigkeit** im Vordergrund. Bezogen auf Qualitätsprüfungen ist es entscheidend, vorrangig solche systematisch und häufig auftretenden Fehler zu vermeiden bzw. rechtzeitig zu entdecken, die im Kriterienkatalog verankert sind. Insofern gilt für die Festlegung von Prioritäten bei der Planung von Checks die Orientierung an der Fehlerschwere und der Fehlerhäufigkeit.

8.1.1 Ermöglichung durch Einbeziehung

Marshall B. Rosenberg unterscheidet im Konzept der Gewaltfreien Kommunikation bestrafende und schützende Macht: *»Wenn wir uns darauf einlassen, etwas nur zu tun, um einer Strafe zu entgehen, wird unsere Aufmerksamkeit vom Sinn der Handlung selbst abgelenkt. Stattdessen konzentrieren wir uns auf die möglichen Konsequenzen, die eintreten können, wenn wir diese Handlung verweigern. Wenn man einen Arbeiter mit der Angst vor Strafe »motiviert«, dann wird zwar die Arbeit gemacht, aber die innere Kraft leidet; und so wird früher oder später die Produktion nachlassen. Auch das Selbstwertgefühl leidet, wenn Strafe droht.«*[78]

8

Nehmen Sie als Pflegevisitierende daher eher eine Haltung ein, in der es Ihnen um Entwicklung statt um Fehlerbenennung, um zwischenmenschliche Verbindung statt ums Beurteilen geht. Dann erfolgt die Pflegevisite nicht in der Macht **über**, sondern in der Macht **mit** jemandem. Die Chance liegt darin, dass die Pflegenden eben die Haltung erfahren, die von ihnen gegenüber den Pflegebedürftigen erwartet wird. Somit wird mittels der Pflegevisite das Pflegeverständnis zum Thema und gleichsam erzeugt.

Auf der Ebene der Mitarbeiterentwicklung werden Sie so
- unterschiedliche Anspruchsniveaus bei Mitarbeiterinnen erfassen, kennen und Fähigkeiten erarbeiten,
- Wertschätzung beim Erkennen von Stärken, Schwächen, Förderpotenzial im Vordergrund halten,
- mit dem Ziel der Machbarkeit schon durch die Gestaltung der Visitensituation Erfolgserlebnisse selber schaffen.

[78] Rosenberg MB (2013): Gewaltfreie Kommunikation. 11. Auflage, Junfermann Verlag Paderborn, S. 183

8.2 Steuerung der Pflegevisite durch Gesprächskultur

8.2.1 Aktives Zuhören und Empathie

Wie Sie Ihre Pflegevisite gestalten und ausführen, ist letztendlich auch Ausdruck Ihres Führungsstils. Wir gehen von der Idee einer kooperativen Führungskultur aus, die Prüf- und Kontrollaktivitäten in eine gemeinsame Prozesssteuerung integriert.

Angelehnt an den »Audit«-Begriff aus dem Qualitätsmanagement (vom lateinischen »audire« = »hören«), wird hier die gemeinsame Reflexion im Gespräch zum bevorzugten Element der Auswertung.

Info

Die Pflegevisite ist Kommunikation

Sie ist auch ein Moment der Begegnung zwischen Leitung und Fachkraft. Hier bietet sich die Chance der ganz unmittelbaren gemeinsamen Steuerung. Dabei meint »Steuerung« nicht Manipulation, sondern situatives Führen aufgrund der individuellen Bedürfnisse, Interessen und Fähigkeiten der Beteiligten (einschließlich Ihrer eigenen).

»Aktives Zuhören« bedeutet:

- zu versuchen, sich in den Gesprächspartner einzufühlen,
- beim Gespräch mitzudenken,
- dem Gesprächspartner Aufmerksamkeit und Interesse entgegenzubringen.

Durch verbale und nonverbale Aufmerksamkeitsreaktionen wird dem Partner gezeigt, dass man aufmerksam ist, dass man versucht, zu verstehen und dass man Interesse und Anteilnahme hat.

Die vier Stufen des aktiven Zuhörens[79]

1. Wahrnehmung: Wir nehmen selektiv wahr. Das ist auch sinnvoll, denn der Mensch wäre gar nicht fähig, auf sämtliche Informationen, Reize, Eindrücke einzugehen.
2. Verstehen: Beim Verstehen wird das Gehörte aufgefasst und begriffen. Missverständnisse können zum Beispiel entstehen, wenn Sender und Empfänger Begriffe verschieden definieren.
3. Bewerten: Wir tendieren dazu, zu bewerten was wir gehört und verstanden haben. Feedback kann helfen, Missverständnissen vorzubeugen.
4. Reaktion: Verbale und Nonverbale Reaktionen, wie Kopfnicken, Blickkontakt etc. sind Techniken, die aktives Zuhören erleichtern. Aktives Zuhören ist lernbar. Es heißt nicht, dass Aussagen einfach wiederholt werden müssten. Das »Spiegeln« von Aussagen (»Habe ich richtig verstanden, dass ...?«) hilft aber zu zeigen, dass die Aussage registriert wurde. Wer sieht, dass das Gehörte zusammengefasst werden kann, fühlt sich verstanden. Es führt bei Gesprächen letztlich zum Zeitgewinn.

Die Techniken des Aktiven Zuhörens in der Pflegevisite

Am Beispiel einer gemeinsamen Pflegevisite bei Frau Koslowski zum Thema »Übereinstimmung in der Risikoeinschätzung und der Ausführung in der Maßnahmenplanung« zeigen wir Ihnen näher, worum es beim Aktiven Zuhören geht.

Pflegedienstleitung Doris ist mit Pflegefachkraft Christina bei der Durchführung der Pflegevisite zum Aspekt »selbstständige Nahrungsaufnahme« auf einen schriftlichen Widerspruch zwischen der Risikoeinschätzung und der Maßnahmenplanung gestoßen. Auf der einen Seite fand sich die Angabe: »kann nicht allein essen«, in der Maßnahmenplanung werden aber Anleitung und aufwändige Motivation zur eigenhändigen Nahrungsaufnahme geschildert. Christina sagt dazu: »Das hatte ich bereits mit Janina abgesprochen und die wollte das korrigieren. Die ist ja auch zuständig.«

---

[79] Vgl. http://www.rhetorik.ch/Hoeren/Hoeren.html, Zugriff am 19. Februar 2019

Anstatt ihrem ersten Impuls zu folgen und zu sagen: »Das hilft uns jetzt auch nicht weiter«, oder: »Meinen Sie, es hilft, die Verantwortung jemand anderem zuzuschieben?«, atmet Doris tief durch. Sie weiß, sie hat die Auswahl zwischen einigen Techniken, um das Gespräch durch aktives Zuhören konstruktiv in Gang zu bringen:

- Paraphrasieren (die Aussage mit eigenen Worten wiederholen): »Sie sagen, dass Sie von dieser Unstimmigkeit schon wussten und Janina zugesagt hatte, sich darum zu kümmern?«
- Verbalisieren (Gefühle des Gegenübers ansprechen, vermuten): »Christina, stimmt mein Eindruck – ist es Ihnen unangenehm, wenn wir in der Pflegevisite auf Unstimmigkeiten stoßen?«
- Nachfragen: »Nachdem Janina das zugesagt hatte, hatten Sie da noch eine genauere Vereinbarung getroffen?«
- Zusammenfassen: »Sie sagen, das war alles bereits abgesprochen und Janina sei die Zuständige. Jetzt ist es allerdings noch nicht erledigt und das ist das, worum es mir an erster Stelle geht.«
- Klären: »Sie haben gesagt, Janina wollte sich kümmern. Haben Sie mit Ihr inzwischen noch mal Rücksprache gehalten?«
- Weiterführen: »Wenn Sie jetzt wissen, dass diese Unstimmigkeit noch immer da ist, wie würden Sie gern damit umgehen?«
- Abwägen: »Was erscheint Ihnen vorrangig – dass die Zuständige es klärt oder dass die Dokumentation stimmig ist?«[80]

8.3 Leitfaden für die Pflegevisitengespräche

Wir verwenden in der folgenden Abbildung (▸Abb. 10) das Schema des Pflegeprozesses. Er dient als Richtschnur, entlang derer alle genannten Kriterien ihren Platz finden.

[80] Angelehnt an http://www.rhetorik.ch/Hoeren/Hoeren.html, Zugriff am 19. Februar 2019

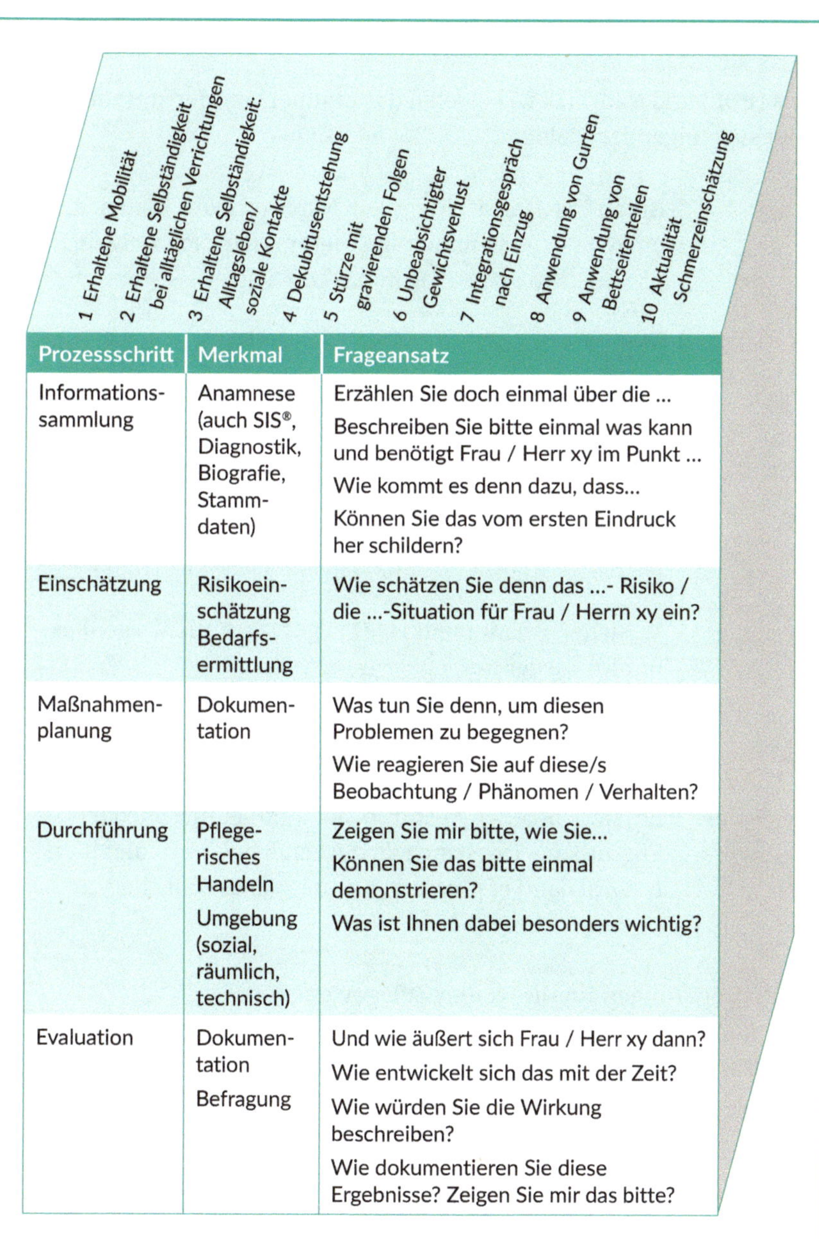

1 Erhaltene Mobilität
2 Erhaltene Selbstständigkeit bei alltäglichen Verrichtungen
3 Erhaltene Selbstständigkeit: Alltagsleben/ soziale Kontakte
4 Dekubitusentstehung
5 Stürze mit gravierenden Folgen
6 Unbeabsichtigter Gewichtsverlust
7 Integrationsgespräch nach Einzug
8 Anwendung von Gurten
9 Anwendung von Bettseitenteilen
10 Aktualität Schmerzeinschätzung

Prozessschritt	Merkmal	Frageansatz
Informations-sammlung	Anamnese (auch SIS®, Diagnostik, Biografie, Stamm-daten)	Erzählen Sie doch einmal über die … Beschreiben Sie bitte einmal was kann und benötigt Frau / Herr xy im Punkt … Wie kommt es denn dazu, dass… Können Sie das vom ersten Eindruck her schildern?
Einschätzung	Risikoein-schätzung Bedarfs-ermittlung	Wie schätzen Sie denn das …- Risiko / die …-Situation für Frau / Herrn xy ein?
Maßnahmen-planung	Dokumen-tation	Was tun Sie denn, um diesen Problemen zu begegnen? Wie reagieren Sie auf diese/s Beobachtung / Phänomen / Verhalten?
Durchführung	Pflege-risches Handeln Umgebung (sozial, räumlich, technisch)	Zeigen Sie mir bitte, wie Sie… Können Sie das bitte einmal demonstrieren? Was ist Ihnen dabei besonders wichtig?
Evaluation	Dokumen-tation Befragung	Und wie äußert sich Frau / Herr xy dann? Wie entwickelt sich das mit der Zeit? Wie würden Sie die Wirkung beschreiben? Wie dokumentieren Sie diese Ergebnisse? Zeigen Sie mir das bitte?

Abb. 10: Der Fragenkatalog für das Pflegevisitengespräch.

8.3.1 Praxisbeispiel: Herr Heller und die Schmerzen

Doris (PDL) und Nadja (PFK) betreten das Zimmer von Herrn Heller, und es ergibt sich folgender Dialog:

Doris:	Guten Tag Herr Heller, mein Name ist Doris Maibach, ich bin die Pflegedienstleitung hier im Haus. Ich weiß nicht – haben Sie mich schon einmal gesehen?
Hr. Heller:	Guten Tag, ... nein ... wüsste ich jetzt nicht.
Doris:	Dann stelle ich mich erst einmal vernünftig vor. Mein Name ist Doris Maibach, ich bin die Leitung des Pflegedienstes. Ich habe vorhin mit Nadja über Menschen gesprochen, die hier wohnen und die Schmerzmittel erhalten. Da kamen wir auch auf Sie zu sprechen. Dürfte ich Ihnen zu Ihren Schmerzen einige Fragen stellen?
Hr. Heller:	Ja, sicher. Im Moment ist es ja gut, aber abends geht es immer wieder los.
Doris:	Das heißt, Sie haben morgens und über den Tag Ruhe, aber abends tauchen die Schmerzen regelmäßig auf?
Hr. Heller:	Es ist nicht jeden Abend so, aber immer mal wieder. Furchtbar – (fasst sich an die Lendenwirbelsäule) hier! Es wird dann erst besser, wenn ich eine Weile liege.

Schlussfolgerungen für die weitere Pflegevisite

Diese kurze Gesprächssequenz genügt schon, um zu vermuten, dass die Schmerzsituation bei Herrn Heller instabil ist. Eine Reihe von Fragen ist aufgetaucht (▸ Tab. 68).

Tab. 68: Fragen und Folgen

Entstandene Fragen	Konkrete Prüfung
Was wissen die Pflegenden über die Schmerzsituation von Herrn Heller?	Befragung der Pflegenden Aktualität der fachlichen Einschätzung → Schmerzerfassung (Anamnese, SIS®, Schmerzeinschätzung)
Gibt es eine Protokollierung der Schmerzen?	→ Aussagen durch das Schmerzprotokoll
Gibt/gab es schon Handlungen? Was ist wie dokumentiert?	→ Berichtswesen → Maßnahmenplan und Evaluation

Schlussfolgerungen für die Pflegequalität Ihrer Einrichtung

Nach mehreren Begegnungen und Befragungen weiterer Betroffener zum Thema gibt es möglicherweise darüber hinaus Marker für das generelle Bewusstsein der Pflegenden hinsichtlich der Schmerztherapie.

8.3.2 Praxisbeispiel: Insulin/Medikament für Frau Giesek

Pflegedienstleitung Doris nutzt den heutigen Termin, um Pflegefachkraft Alyssia drei Monate nach Abschluss ihrer Ausbildung erstmals in die Pflegevisite einzubeziehen. Alyssia ist ein wenig ängstlich, sie kennt aus der vorhergehenden Einrichtung von Kolleginnen nur Negativberichte von Pflegevisiten.

Doris:	Alyssia, wir beginnen die Pflegevisite mit der Prüfung der Pens und Insuline. Würden Sie mir bitte die Materialien für Frau Giesek zeigen und erläutern, worauf es ankommt?

Alyssia zeigt den vorbereiteten Pen auf dem Tablett, die Kanülen, die Lagerung des Insulins im Kühlschrank, verweist auf die erforderlichen Kennzeichnungen und zieht dazu die Angaben der ärztlichen Anordnung hinzu.

Doris:	Schauen Sie bitte mal auf das Anbruchdatum, das liegt acht Wochen zurück. Sie haben mir gerade gezeigt, dass 40 Einheiten angeordnet sind. Die müssten ja längst aufgebraucht sein.
Alyssia:	Hm, ja, das stimmt, das hätte mir auffallen müssen.
Doris:	Das warten wir noch mal ab. Könnte es denn gute Gründe geben, warum das trotzdem passt?
Alyssia:	Ich weiß nicht… das ist ja für Frau Giesek, die war vorletzte Woche noch im Krankenhaus – vielleicht deshalb.
Doris:	O. k. Wir schauen nach. Zeigen Sie doch bitte mal die Dokumentation

Alyssia sucht die entsprechenden Einträge und den Zeitraum des Krankenhausaufenthalts der Bewohnerin heraus:

Alyssia:	Das stimmt. Frau Giesek war ja ganze drei Wochen gar nicht da.
Doris	Gut. Dann hätten wir hier eine gute Begründung. Was würden Sie empfehlen, dennoch jetzt noch zu prüfen?
Alyssia:	Haltbarkeitsdatum?
Doris	Genau. Schauen Sie bitte?
Alyssia:	Das ist o. k. Das lag ja die ganze Zeit über im Kühlschrank, dann ist doch alles o. k.?
Doris:	Ja, das ist natürlich in Ordnung – Alyssia, gibt es etwas, das Sie aus dieser Situation lernen?
Alyssia:	Dass ich besser aufpassen muss.
Doris:	Nein, das meine ich nicht. Ich meine, in Bezug auf eine Prüfsituation, wenn etwas in Frage gestellt wird?

Alyssia:	Dass ich keine Angst haben muss?
Doris:	Eben. Es gibt in der Regel gute Gründe, warum etwas auf den ersten Blick nicht einleuchtet. Wenn es einem Prüfer so geht, fragt er nach. Wie ich gerade. Wenn dann bei Ihnen im Kopf so etwas entsteht wie »Au weia, wir haben das falsch gemacht« oder etwas in der Art, denken Sie nicht mehr klar.

Im weiteren Verlauf der Medikamentenprüfung der Pflegevisite findet Doris eine halbierte Filmtablette:

Doris:	Alyssia, warum ist diese Tablette halbiert?
Alyssia:	Die ist für Herrn Wagner, der bekommt 2 Mal täglich eine halbe Tablette gemörsert.
Doris:	Ihnen ist klar, warum Filmtabletten so heißen?
Alyssia	Ja sicher.
Doris:	Warum ist das so?
Alyssia	Ja, weil der Wirkstoff umhüllt ist, um nicht schon im Magen angegriffen zu werden.
Doris:	Und wieso wird diese dann gemörsert?
Alyssia:	Das stimmt. Daran haben wir nicht gedacht.
Doris:	Wenn uns das jetzt aufgefallen ist, was gibt es jetzt zu tun?
Alyssia:	Wir rufen in der Arztpraxis an.
Doris:	Oder zuerst in der Apotheke. Erfragen Sie bitte, welche Ersatzpräparate in Frage kommen.
Alyssia:	O. k., ich schreibe es mir auf.
Doris:	Nein, bitte erledigen Sie das sofort. Ich schaue derweil schon mal in den Tropfenschrank.

Die Haltung von Doris ermöglicht Alyssia neben fachlicher Schulung ein Coaching zum Umgang in Prüfsituationen. In der ersten Situation erfährt sie eine Reflexion, die ihr gefühlmäßiges Erleben einschließt und ihr Möglichkeiten des Umgangs damit öffnet. In der zweiten Situation gibt es keine Schuldzuweisung, sondern ein sachbezogenes ausschließlich auf die Lösung ausgerichtetes Handeln.

8.3.3 Praxisbeispiel: Schmerzmanagement bei Herrn Kahlert

Pflegedienstleitung Doris spricht im Zusammenhang der Pflegevisite zum Schmerzmanagement bei Herrn Kahlert mit Pflegefachkraft Sven.

Doris:	Wie geht es denn Herrn Kahlert mit der Schmerzsituation?
Sven:	Herr Kahlert ist gut eingestellt. Außerdem meldet er sich ja, wenn er Schmerzen hat.
Doris:	Aha. Äußert er denn hin und wieder Schmerzen?
Sven:	Ja, manchmal klagt er nachts über Schmerzen in den Füßen.
Doris:	Und wie wird dann reagiert?
Sven:	Das müsste ich nachlesen. Er hat ja auch eine Bedarfsmedikation.
Doris:	Bitte lesen Sie nach. Mich interessiert dann zuerst: Wie haben Sie die Schmerzsituation denn erfasst?

Doris und Sven finden eine stimmige Schmerzeinschätzung, ein aussagekräftiges Schmerzprotokoll, die Berichterstattung über ergriffene Maßnahmen und Wirkung ist umfassend. Beim Lesen der dokumentierten Diagnosen wird Doris stutzig:

Doris:	Was ich hier lese, ist schlüssig und informativ, es bleibt aber eine Frage: Welche Diagnose verweist denn hier auf die Schmerzsituation?

Sven:	Ist da nichts eingetragen?
Doris:	Nun, wir finden hier KHK, Diabetes mellitus Typ II, aber keinen eindeutigen Hinweis auf eine Ursache für die Schmerzen. Lassen Sie uns bitte einmal auf die Schmerzmedikamente schauen. Das Medikament ist vorhanden?

Sven zeigt das Medikament, beide prüfen die Kennzeichnung

Doris:	Korrekt. In der Dokumentation finden wir die Angaben zur Indikation, ... Frequenz?

Zusammen prüfen die beiden auf Übereinstimmung und finden alles korrekt vor.

Doris:	Ich denke, wir gehen dann mal zu Herrn Kahlert. Würden Sie bitte die Schmerzbefragung durchführen?

Im Laufe der Schmerzbefragung bei Herrn Kahlert, fragt Sven:

Sven:	Herr Kahlert, wie fühlen sich denn die Schmerzen in den Füßen für Sie an?
Hr. Kahlert:	Na ja, das ist ja eben nicht immer. Manchmal habe ich wochenlang Ruhe und dann gibt es Nächte, da halte ich das einfach nicht aus.
Sven:	Und wenn Sie sich dann melden, bekommen Sie Hilfe?
Hr. Kahlert	Ja, immer. Meine Medizin kriege ich immer. Und wenn die Dörthe da ist, bringt die mir noch zwei Kältesäckchen. Die wickelt die in ein Handtuch und lässt sie für eine Viertelstunde auf den Füßen. Das hilft immer sofort.

Im Anschluss an den Besuch fragt Doris:

	Was gibt es aus Ihrer Sicht zu tun, wenn Sie die Schmerzsituation bei Herrn Kahlert betrachten?
Sven:	Ich denke, zuerst müssen wir mal mit der Ärztin sprechen, damit eine Diagnostik stattfindet.
Doris:	Der Ansicht bin ich auch. Gibt es noch was?
Sven:	Also, die Kältesäckchen sind nirgendwo vermerkt und, wenn er die regelmäßig verwendet, sollte er sicher seine eigenen haben.
Doris:	Die holen wir jetzt sofort aus dem Hilfsmittellager und für nachher, wenn wir so weit sind, notiere ich, dass Sie Frau Dr. Wollnick anrufen, ja? Bitte passen Sie die Maßnahme entsprechend an und notieren Sie im Bericht die Information an den Nachtdienst.

Der Gesprächsverlauf lässt uns Zeuge der »Detektivarbeit« werden, die Pflegedienstleitung und Pflegefachkraft hier vornehmen. Sven erfährt Bestätigung, auch wenn »Fehler« auffallen, zumal er an der Fehlersuche beteiligt ist. Die Kombination aus Prüfung der Dokumentation, Medikamenten und dem Gespräch mit der pflegebedürftigen Person in der Pflegevisite beinhaltet gleichzeitig eine Evaluation aus der Vogelperspektive. Im Zentrum des Handelns steht ganz selbstverständlich, ohne dass es besonders erwähnt werden muss, das Wohlergehen von Herrn Kahlert. Die Pflegedienstleitung wird von dieser Haltung getragen und reicht sie ohne Belehrung weiter.

8.3.4 Praxisbeispiel: Sturzprophylaxe für Frau Lahnhoff

Frau Lahnhoff war in der letzten Woche gestürzt. In der Pflegevisite zur Sturzprophylaxe wurden in der Dokumentation schon Risikobegründung und -beschreibung, Frau Lahnhoffs Fähigkeiten bezogen auf das Risiko, die auf sie abgestimmte Maßnahmenbeschreibung sowie die Aufzeichnungen diverser Beratungsgespräche und die letzten Sturzprotokolle behandelt. Pflegefachkraft Kerstin wirkt angesichts der wenigen Einflussmöglichkeiten etwas ratlos. Es kommt zur Begegnung zwischen Doris, Frau Lahnhoff und Kerstin.

Doris:	Guten Tag, Frau Lahnhoff. Ich bin Doris Maibach, ich bin die Pflegedienstleitung hier im Haus...
Fr. Lahnhoff:	Dich kenn ich doch, mein Kind...
Doris:	Ja, genau, wir sehen uns ja auch immer mal wieder...
Fr. Lahnhoff:	Was gibt es denn?
Doris:	Frau Lahnhoff, Sie sind letztens so schlimm gestürzt und ich wollte mit Ihnen mal darüber sprechen.
Fr. Lahnhoff:	Ach komm, die hier (zeigt auf Kerstin) kommt ja auch ständig damit an. Lasst mich doch in Ruhe, ich bin 93, da darf man doch wohl mal hinfallen.
Doris:	Da gebe ich Ihnen Recht. Ich hoffe, Sie glauben mir, wir wollen uns auch überhaupt nicht einmischen...
Fr. Lahnhoff:	Glaub ich Ihnen nicht...
Doris:	Erwischt! Sie haben noch mal Recht. Wir wollen uns einmischen. ... Und wissen Sie warum?
	Fr. Lahnhoff zuckt mit den Schultern
Doris:	Weil wir uns Sorgen machen.
Fr. Lahnhoff:	Ach nee...
Doris:	Doch. Kerstin, was sagten Sie vorhin über den Rollator?
Kerstin:	Ich sagte, dass Sie den immer stehen lassen und wenn ich Sie daran erinnere, Sie das auf die leichte Schulter nehmen.

8

Während des Gesprächsverlaufs empfindet Doris schon eine Weile eine Störung. Dieser schenkt sie jetzt Aufmerksamkeit. Dabei geht es um die gebeugte Körperhaltung der Bewohnerin. Sie deutet auf den Rollator und fragt:

Doris:	Frau Lahnhoff, wie kommen Sie denn damit so zurecht?
Fr. Lahnhoff:	Gut.
Doris:	Darf ich das Ganze einmal etwas höher stellen?
Fr. Lahnhoff:	Ja, sicher, Du machst das schon.

Doris bringt die Rollatorhöhe in Einklang mit der Körpergröße von Frau Lahnhoff und reicht ihn ihr zurück:

Doris:	Und wie ist es jetzt?
Fr. Lahnhoff:	Oh, das ist aber auch gut!

Der tagtägliche Umgang trübt manchmal den Blick für das Selbstverständliche. Im Anschluss an die Begegnung werden Doris und Kerstin noch einmal die Maßnahmenplanung auf die Rollatoreinstellung hin prüfen und eine Bemerkung für die Übergaben in den nächsten Tagen hinterlassen. Für Kerstin ist der Lerneffekt, dass es bei aller korrekten Dokumentation Wahrnehmungslücken oder Interpretationsfehler geben kann. Doris hat sich im Gespräch auf ihre fachliche Intuition verlassen und dem Gefühl der Irritation Raum gegeben.

8.3.5 Praxisbeispiel: Ein Angehöriger zeigt herausforderndes Verhalten

Im Verlaufe des Pflegevisitengesprächs zum Prüffeld »Freizeitgestaltung« stößt PDL Doris auf eine Maßnahmenformulierung in der Betreuungsplanung: »Vor der Durchführung Herrn Piontek bitten, den Raum zu verlassen.« Herr Piontek ist der Ehemann einer Bewohnerin der Einrichtung. Nach den Umständen gefragt, berichtet Betreuungskraft Evelyn aufgeregt:

Evelyn:	Der Herr Piontek? Der redet immer dazwischen. Zum Beispiel beim Gedächtnistraining. Der gibt so schnelle Antworten, dass die anderen gar nicht erst zum Denken kommen. Dann lacht er laut, wenn ihm in der Erzählrunde etwas nicht gefällt und wenn wir aus der Zeitung vorlesen, kommentiert er. Der geht allen auf den Geist! Wir haben ihm schon öfter gesagt, er soll das lassen, aber dann lacht er nur oder hält sich für einen Moment zurück und kurz darauf geht es wieder los!
Doris:	Was wurde denn mit Herrn Piontek besprochen?
Evelyn:	Wir haben ihm gesagt, dass wir ihm vor solchen Aktionen Bescheid geben, er möge jetzt den Raum verlassen. Und dass er danach sofort wieder zu seiner Frau kann.
Doris:	Wurde er schon mal gefragt, wie es ihm geht?

Offensichtlich ist die PDL beim Stolpern über eine Maßnahmenformulierung auf das Kapitel Einbeziehung der Angehörigen gestoßen. Sie nimmt die Erfahrungen dieser und noch weiterer Mitarbeiterinnen zum Anlass, ein Angehörigengespräch zu führen.

Als Herr Piontek zu Beginn des Gesprächs Raum bekommt, seine Befindlichkeiten zu äußern, nutzt er dies, um seinem Ärger Luft zu verschaffen. Er schildert verschiedene, für ihn schmerzhafte Begegnungen, wobei es ihm jeweils um das Wohlergehen seiner Frau ging, die aufgrund ihres Gesundheitszustandes völlig abhängig von fremder Hilfe ist. Doris und Evelyn reagieren zunächst nur zuhörend, wehren die Vorwürfe nicht ab, sodass Herr Piontek im Redefluss auf eine tiefere Ebene seines Befindens gelangt. Als er davon berichtet, wie sehr er seine Frau vermisst und er seine Ängste gegenüber manchen Mitarbeiterinnen schildert, gelingt es ihm, zu weinen. Im weiteren Gesprächsverlauf kann Herr Piontek den Belangen der Betreuungskraft Gehör schenken. Am Gesprächsende können einvernehmliche Lösungen gefunden werden, die für alle Beteiligten akzeptabel sind. Mittlerweile, nachdem mehrere Wochen vergangen sind, hat Herr Piontek sogar schon zwei Erzählrunden mitgestaltet.

9 Vorteile & Zusammenfassung

Wir haben die neue Pflegevisite entwickelt und setzen sie konsequent ein. Der qualitative Gewinn für die Fachlichkeit besteht bei der neuen Pflegevisite in der enormen Fehlerreduktion. Durch kontinuierliche Prüfung (z. B. der Medikamente) und konstante, wiederkehrende Aufmerksamkeit profitiert jede Nachfolgeprüfung von der vorhergehenden.

Der Gesamtgewinn für pflegebedürftige Personen liegt in der Fehlerreduktion, die eine höhere Leistungsqualität mit sich bringt. Vorteile zeigen sich zudem durch die Natürlichkeit der Begegnung mit der Pflegeleitung, das Erleben, auch auf dieser Ebene deutlich wahrgenommen zu werden und hier mehrmals im Jahr miteinander einen Blick auf Teilaspekte der Pflege und Betreuung zu werfen.

Für die Mitarbeitenden, vorrangig die Pflegefachkräfte, bringt die neue Pflegevisite Sicherheit, Zufriedenheit und tieferes Verständnis. Konstante Schulungen, die ein learning-by-doing beinhalten, vermitteln Sicherheit. Der Blick mit den Augen eines Prüfers erzeugt Motivation, Verbindung zur Vorgesetzten, gemeinsame Erfolgserlebnisse und Selbstvertrauen in Prüfsituationen.

Zusätzliche Schulungen ergänzen die Coachings in der Pflegevisite:

- Berichtsführung (u. a. Kategorien benennen, um Berichte filtern zu können),
- Expertenstandards in ihrer jeweiligen Aktualisierung,
- Dokumentieren, Maßnahmenplan schreiben,
- BRi, QPR/MuG.

Für die Pflegedienstleitung lohnt sich der Aufwand in vielerlei Hinsicht. Gewissheiten verleihen Sicherheit, das Arbeiten wird entspannter. Ein Nebeneffekt ist noch tiefere Kenntnis der eigenen Einrichtung, das Wissen um viele individuelle Belange und beschleunigtes Erfahren von Handlungsbedarf in der einen oder anderen Richtung. Wie häufig gab es überraschte Gesichter bei den Angehörigen, wenn sie ein Anliegen vortrugen und die PDL antwortete: »Ja, bei Ihrer Mutter haben wir festgestellt, dass sie gerne ...«

Und manche Pflegevisite führt zu Einsichten, die dann auch im Fachgespräch mit den Prüfern vom MDK wichtig werden:

PDL:	Ich kann mich Deiner Meinung nicht anschließen, für mein Verständnis ist Frau O. doch nicht sturzgefährdet.
PFK:	Das sehe ich aber anders. Manchmal hat sie ganz plötzlich Schwindelanfälle, das hat mit ihrer Lebererkrankung zu tun.

Es entwickelt sich eine Diskussion, die sich um Frau O.'s Benutzung des Rollators rankt. Beide begeben sich zu Frau O., einer lebenslustigen älteren Dame, die für so manchen Spaß zu haben ist. Diese sitzt gerade in einem Sessel. 9

PDL:	Frau O., würden Sie für mich einmal aufstehen?
Frau O.:	Soll ich modeln? Natürlich, schauen Sie, so geht das!

Sie steht auf, hält sich im Stand sicher am Rollator fest.

PDL (zur PFK):	Siehst Du!
(zu Frau. O):	Laufen Sie doch bitte einmal auf und ab.

Frau O. stolziert vor den beiden her.

PDL:	Bitte einmal wenden, aber nicht zu scharf!

Das ist der Moment, in dem Frau O. ins Wanken gerät, die PFK stützt und hilft ihr wieder zum Sitzen.

Einige Wochen später, im Rahmen einer Qualitätsprüfung, gerät Frau O. erneut in den Blick. Als der Prüfer ihre Sturzrisikoeinschätzung prüft, sagt er: »Das sehe ich aber anders!« Die Fachkraft antwortet: »Ja, auf den ersten Blick erschließt sich das nicht, auch meine PDL sagte neulich noch, …«

Die neue Ebene der Zusammenarbeit mit den Fachkräften hat sogar hier und da Glücksgefühle erzeugt, die massive Reduktion »offener Posten« aus Pflegevisiten hat Energien für andere, neue Entwicklungen frei gemacht. Befreiend wirkt sich auch aus, dass es keine Ermahnungen bei Nichterfüllung bestimmter Soll-Vorgaben aus Pflegevisiten mehr gibt.

Die Entwicklung steht nicht still. Erste Veränderungen des hier vorgestellten Pflegevisitenprinzips ergaben sich in den Fristen (z. B. engmaschigere Prüfung der Behandlungspflege), in der Ausfertigung der Checkliste, in der Zusammenlegung von verschiedenen Visitenteilen. Die Einführung der neuen Qualitätsprüfungsrichtlinien führten zu Veränderungen bei den Unterpunkten zur Mobilität. Erfahrungen brachten mit sich, dass gleichzeitiges Checken weiterer Aspekte (z. B. Sauerstoffgerät, Erste-Hilfe-Kasten etc.) möglich wird, wenn schon entsprechende Routinen erarbeitet sind und weitere Hilfsmittel entsprechend angepasst sind. Das betrifft besonders das »mobile Büro der Pflegeleitung« (siehe »Das Klemmbrett einer PDL«, ▸ Abb. 7).

Unerlässlich bei der Steuerung der organisatorischen Prozesse des Teams sind Hilfsmittel wie Terminkalender, Nachrichtensysteme und Ordnung im Formularwesen. Hier sind besonders Stations- und Wohnbereichsleitungen gefordert.

In einer nächsten Etappe werden spezialisierte Fachkräfte (Gerontopsychiatrie, Palliative Care) als Prüfende in Teile der Pflegevisite einbezogen. Ziel ist, dem Team auch im Feld der Eigenplausibilitätsprüfung mehr Autonomie zu verleihen.

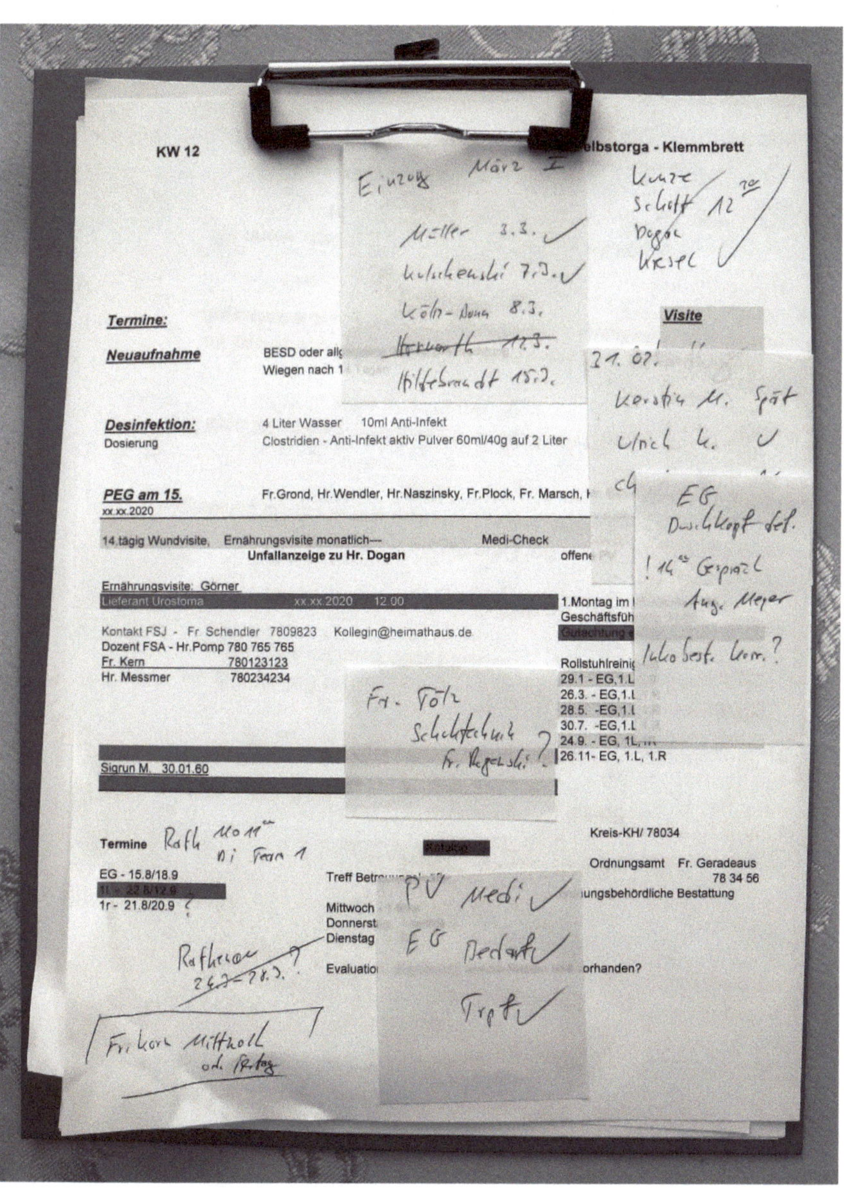

Abb. 11: Das Klemmbrett einer PDL.

9

Anlagen

Anlage 1:
Qualitätsprüfung: Die Qualitätsbereiche 1–4 in der Übersicht der Anlagen 1 und 4:

Qualitätsbereich		Qualitätsaspekte		QPR-Anlage/Seiten			
				1	pdf	4	pdf
1	**Unterstützung bei der Mobilität und Selbstversorgung**	1.1	Mobilität	2	27	6	113
		1.2	Ernährung/Flüssigkeitsversorgung	6	30	7	114
		1.3	Kontinenz	9	33	8	115
		1.4	Körperpflege	11	35	10	117
2	**Unterstützung bei der Bewältigung von krankheits- und therapiebedingten Anforderungen und Belastungen**	2.1	Medikamentöse Therapie	13	37	11	118
		2.2	Schmerzmanagement	16	40	12	119
		2.3	Wundversorgung	18	42	14	121
		2.4	Med-Pfl. Bedarfslagen	22	47	14	121
		2.5	Therapiebedingte Anforderungen	24	48	15	122
3	**Unterstützung bei der Gestaltung des Alltagslebens und der sozialen Kontakte**	3.1	Sinneswahrnehmung	26	50	17	124
		3.2	Tagesstruktur	29	53	18	125
		3.3	Nächtliche Versorgung	32	56	20	127
4	**Unterstützung in besonderen Bedarfs- und Versorgungssituationen**	4.1	Eingewöhnungsphase	34	58	21	128
		4.2	Überleitung	37	61	22	129
		4.3	Herausforderndes Verhalten, psych. Problemlagen	39	63	23	130
		4.4	Freiheitsentziehende Maßnahmen	41	65	25	132

Legen Sie sich beim Lesen der QPR im Qualitätsbereich 1–4 die Anlagen 1 und 4 nebeneinander und lesen Sie die oben angegebenen Seiten parallel. Da die pdf-Datei, die Sie sich beim MDS downloaden, Richtlinien und Anlagen »am Stück« bereitstellt, differieren die Seitenzahlen zu Ihrem Ausdruck.

Anlage 2:
Der Qualitätsbereich 5 in der Übersicht mit Verweis auf besonders relevante Qualitätsaspekte aus Qualitätsbereich 1 bis 4

Qualitätsbereich 5: Bedarfsübergreifende fachliche Anforderungen		Seite		Bezug zu insbesondere/ beispielsweise	
		Anlage 2	pdf		
5.1	**Abwehr von Risiken und Gefährdungen**	23	90	1.1	Mobilität
				1.2	Ernährung/Flüssigkeits-versorgung
				1.4	Körperpflege
				2.3	Wundversorgung
				2.1	Medikamentöse Therapie
				4.3	Herausforderndes Verhalten, psych. Problemlagen
5.2	**Biografieorientierte Unterstützung**	24	91	3.2	Tagesstruktur
				4.1	Eingewöhnungsphase
				4.3	Herausforderndes Verhalten, psych. Problemlagen
5.3	**Einhaltung von Hygieneanforderungen**	25	92	1.3	Kontinenz
				1.4	Körperpflege
				2.3	Wundversorgung
				2.4	Med-Pfl. Bedarfslagen
5.4	**Hilfsmittelversorgung**	26	93	1.1	Mobilität
				1.2	Ernährung/Flüssigkeits-versorgung
				1.3	Kontinenz
				1.4	Körperpflege
				3.1	Sinneswahrnehmung
				4.1	Eingewöhnungsphase

Qualitätsbereich 5: Bedarfsübergreifende fachliche Anforderungen		Seite		Bezug zu insbesondere/ beispielsweise	
		Anlage 2	pdf		
5.5	**Schutz von Persönlichkeitsrechten, Unversehrtheit**	27	94	1.3	Kontinenz
				1.4	Körperpflege
				4.4	Freiheitsentziehende Maßnahmen
				4.3	Herausforderndes Verhalten, psych. Problemlagen

Der Qualitätsbereich 6 in der Übersicht der Anlagen 2 und 4 mit Verweis auf besonders relevante Qualitätsaspekte aus Qualitätsbereich 1 bis 4:

Anlage 2		Seite	pdf	Anlage 4	Seite	pdf
6.1	**Verantwortliche Pflegefachkraft**	28	95	**Erläuterung**	27	134
... verfügt über die notwendige Qualifikation und Erfahrung (Pflegefachkraft, ausreichende Berufserfahrung, Weiterbildung zum Erwerb einer formalen Leitungsqualifikation)? ... ist Pflegefachkraft, arbeitet im sozialversicherungspflichtigen Beschäftigungsverhältnis, ebenso ihre Stellvertretung ... hat genügend Zeit für die Wahrnehmung ihrer Aufgaben, sorgt für fachgerechte Planung, Durchführung und Evaluation der Pflegeprozesse sowie für die Ausrichtung der Dienstplanung am Pflegebedarf und den Qualifikationsanforderungen				- Erfüllung der Anforderungen an Qualifikation durch verantwortliche Pflegefachkraft und Stellvertretung - Erfüllung der Anforderungen an die Regelung ihrer Aufgabenbereiche - Wahrnehmung der Aufgaben der verantwortlichen Pflegefachkraft - Sorge für eine angemessene Dienstorganisation		

Anlage 2		Seite	pdf	Anlage 4	Seite	pdf
6.2	**Begleitung Sterbender und ihrer Angehörigen**	30	97	**Erläuterung**	29	137
Ein schriftliches Konzept für die Begleitung Sterbender und ihrer Angehörigen liegt vor. Es beinhaltet oder verweist auf - Regelungen für die Zusammenarbeit mit externen Einrichtungen (z. B. Palliativdienste, Hospizinitiativen) - namentlich bekannte Ansprechpartnerinnen und Ansprechpartner für solche Einrichtungen - Erfassung der Wünsche der versorgten Person und der Angehörigen für den Fall einer gesundheitlichen Krise und des Versterbens - Regelung, dass Patientenverfügungen oder Vorsorgevollmachten den Mitarbeiterinnen und Mitarbeitern bekannt und jederzeit verfügbar sind - Regelung, dass im Sterbefall eine direkte Information der Angehörigen entsprechend den von ihnen hinterlegten Wünschen erfolgt				- aussagekräftig - nachvollziehbare Verfahrens- und Zuständigkeitsreglungen, die im Rahmen der Einwirkungsmöglichkeiten ein würdevolles Sterben und Abschiednehmen ermöglichen. - externe Kooperationspartnerinnen oder Kooperationspartner in der Sterbephase - kompetente Ansprechpartnerinnen für solche in der Einrichtung, die bei Bedarf koordinierend und beratend unterstützen - Wünsche schriftlich hinterlegt - vorhandene Patientenverfügungen oder Vorsorgevollmachten sind den Mitarbeiterinnen bekannt, diese wissen, wo sich diese befinden, können sie ggf. vorzeigen.		
6.3	**Maßnahmen zur Vermeidung von Qualitätsdefiziten**	32	99	**Erläuterung**	31	139
Einrichtung erfasst im Rahmen des internen Qualitätsmanagements Qualitätsdefizite, plant und führt Maßnahmen zur Behebung durch. Prüfungsgrundlage: Prüfergebnisse vorangegangener externer Prüfungen und die aktuellen Indikatoren für Ergebnisqualität.				Die Einrichtung verfügt über ein systematisches Qualitätsmanagement und reagiert zeitnah und mit angemessenen Maßnahmen auf Qualitätsdefizite. Es gibt definierte Verfahren zur Auswertung und Nutzung von Qualitätskennzahlen.		
Um Qualitätsdefizite zu identifizieren, werden geeignete Maßnahmen im Rahmen des internen Qualitätsmanagements durchgeführt.				- regelhafte Verfahren, mit denen Qualitätsprobleme in der laufenden Versorgung entdeckt werden können (unabhängig von externen Prüfungen).		

Anlage 2	Seite	pdf	Anlage 4	Seite	pdf
Systematische Bewertung und Bearbeitung (bei Bedarf) der Qualitätsdefizite.			– Auseinandersetzung mit externen Qualitätsbeurteilungen oder intern identifizierten Defiziten und Einleitung konkreter Maßnahmen – beispielhaft anhand eines identifizierten (und behobenen) Qualitätsdefizits aufzeigen. Die Frage ist mit »trifft nicht zu« zu beantworten, wenn keine weiteren Qualitätsdefizite identifiziert wurden.		
Einleitung von geeigneten Maßnahmen, um schlechte Versorgungsergebnisse (Qualitätsindikatoren) zu verbessern.			– Diese Frage ist nur in Einrichtungen zu bearbeiten, für die die betreffenden Qualitätskennzahlen vorliegen. Zu prüfen ist, ob die als »weit unter dem Durchschnitt« bewerteten Ergebnisse aufgegriffen wurden, um mittelfristig bessere Ergebnisse zu erzielen, und ob die hierzu eingeleiteten Maßnahmen geeignet sind, dieses Ziel zu erreichen.		
Evaluation von Maßnahmen zur Qualitätssicherung.			– Systematische Überprüfung der Wirkung der Maßnahmen zur Verbesserung von Qualität bzw. Maßnahmen zur Behebung von Qualitätsdefiziten.		
Mitarbeiterinnen sind in Verfahren zur Identifizierung von Qualitätsproblemen einbezogen.			– regelhafte Verfahrensweisen sind definiert, mit denen die interne Kommunikation von Qualitätsdefiziten oder qualitätssichernde Verfahren erfolgen und die Mitarbeiterinnen und Mitarbeiter zur Reflexion der Versorgungsqualität im Alltag angehalten werden.		

Abkürzungen

AGPQ	ArbeitsGruppe PflegeQualität des DBfK
amb	ambulant
BI	Begutachtungsinstrument
BRi	Begutachtungsrichtlinien (zur Feststellung der Pflegebedürftigkeit)
DBfK	Deutscher Berufsverband für Pflegeberufe
ExpSt.	Expertenstandard
FEM	Freiheitsentziehende Maßnahmen
MP	Maßnahmenplan
MuG	Maßstäbe und Grundsätze (...) nach § 113 SGB XI in der vollstationären Pflege
NBA, NBI	Neues Begutachtungs-Assessment/-Instrument
PDL	Pflegedienstleitung
QM	Qualitätsmanagement
QPR	Qualitätsprüfungsrichtlinien
QS	Qualitätssicherung
stat	stationär
WBL	Wohnbereichsleitung
WDM	Wechseldruckmatratze
WTG	Wohn- und Teilhabegesetz

Literatur

Antonovsky A, (1997): Salutogenese. Deutsche Gesellschaft für Verhaltenstherapie, Tübingen

Fiechter V, Meier M (1998): Pflegeplanung, Recom, Kassel

DBfK Nordost e.V. (2016): Praxisheft Leitfaden zur Pflegevisite. 5. Aufl.

DNQP (2014): Expertenstandard Erhaltung und Förderung der Mobilität. Osnabrück.

DNQP (2014): Expertenstandard Förderung der Harnkontinenz in der Pflege. 1. Aktualisierung, Osnabrück.

DNQP (2015): Expertenstandard Schmerzmanagement in der Pflege bei chronischen Schmerzen. Osnabrück.

DNQP (2015): Expertenstandard Pflege von Menschen mit chronischen Wunden. 1. Aktualisierung. Osnabrück

DNQP (2017): Expertenstandard Dekubitusprophylaxe in der Pflege. 2. Akt. Osnabrück

DNQP (2017): Expertenstandard Ernährungsmanagement zur Sicherung und Förderung der oralen Ernährung in der Pflege. 1. Akt. Osnabrück.

DNQP (2018): Expertenstandard Beziehungsgestaltung in der Pflege von Menschen mit Demenz. Osnabrück.

Heering C, Hrsg. (2018):, Die Pflegevisite. 4. Aufl. Hogrefe, Bern.

König J (2017): Was die PDL wissen muss- 7. Aufl. Schlütersche, Hannover.

Korte-Pötters U, Wingenfeld K, Heitmann D (2007): Konzepte zur Sicherstellung der Versorgungsqualität in vollstationären Pflegeeinrichtungen. In: Ministerium für Arbeit, Gesundheit und Soziales des Landes Nordrhein-Westfalen (MAGS) (Hrsg.): Referenzmodelle. Qualitätsverbesserung in der vollstationären Pflege – Leitfaden zur praktischen Umsetzung des Referenzkonzepts. Heft 5, Teil A. Düsseldorf: MAGS NRW.

Nawroth P (2010): Aktives Zuhören nach Carl R. Rogers. Studienarbeit. GRIN, Norderstedt.

Rosenberg MB (2013): Gewaltfreie Kommunikation. 11. Aufl. Junfermann Verlag Paderborn.

Rosenberg MB (2013): Das können wir klären. 3. Aufl. Junfermann, Paderborn.

Rütten C (o.J.): Grundlagen des Qualitätsmanagements. APOLLON Hochschule der Gesundheitswirtschaft, Hamburg.

Schiffer E (2001): Wie Gesundheit entsteht. Schatzsuche statt Fehlerfahndung. Beltz Verlag, Weinheim und Basel.
Stanjek K (2017): Altenpflege konkret, Sozialwissenschaften. Vincentz, Hannover.

Gesetze und Richtlinien

Wohn- und Teilhabegesetz des Landes NRW
Maßstäbe und Grundsätze für die Qualität und Qualitätssicherung – vollstationäre Pflege mit Anlagen (gültig ab 1. März 2019)
Qualitätsprüfungs-Richtlinien QPR, gültig ab 1. November 2019: Qualitätsprüfungs-Richtlinien für die vollstationäre Pflege (QPR vollstationär)
Ergänzende Erläuterungen zu Qualitätsprüfungen in Pflegeeinrichtungen, die das Strukturmodell umsetzen – Version 3.1
Richtlinien des GKV-Spitzenverbandes zur Feststellung der Pflegebedürftigkeit nach dem XI. Buch des Sozialgesetzbuches

Register

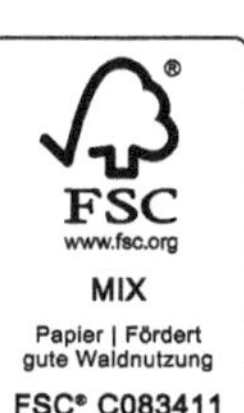

Zeitfracht Medien GmbH
Ferdinand-Jühlke-Straße 7
99095 Erfurt, Deutschland
produktsicherheit@kolibri360.de